Dr. Frank Liebke

MSM – eine Supersubstanz der Natur

Dr. Frank Liebke

MSM – eine Supersubstanz der Natur

Hilfe bei Schmerz, Entzündung und Allergie

VAK

VAK Verlags GmbH
Kirchzarten bei Freiburg

Hinweise des Verlags
Dieses Buch dient der Information über Möglichkeiten der Gesundheitsvorsorge. Wer sie anwendet, tut dies in eigener Verantwortung. Autor und Verlag beabsichtigen nicht, Diagnosen zu stellen oder Therapieempfehlungen zu geben. Die hier vorgestellten Vorgehensweisen sind nicht als Ersatz für professionelle Behandlung bei ernsthaften Beschwerden zu verstehen.

Aus Gründen der besseren Lesbarkeit wurde vorwiegend die weibliche und die männliche Form gewählt; alle Angaben beziehen sich selbstverständlich auf Angehörige aller Geschlechter.

Bibliografische Information der Deutschen Nationalbibliothek
Die Deutsche Nationalbibliothek verzeichnet diese Publikation in der Deutschen Nationalbibliografie; detaillierte bibliografische Daten sind im Internet abrufbar über: http://dnb.d-nb.de

VAK Verlags GmbH
Eschbachstraße 5
79199 Kirchzarten
Deutschland
E-Mail: info@vakverlag.de
www.vakverlag.de

Lektorat: Norbert Gehlen
Layout und Satz: Vollnhals Fotosatz, Neustadt/Donau
Cover: Kathrin Steigerwald, Hamburg
Druck: Himmer GmbH, Augsburg
Printed in Germany
ISBN: 978-3-86731-296-7

Inhalt

Vorwort

Über die gesundheitsfördernden Wirkungen der Mineralstoffe (und ihrer Verbindungen) im menschlichen Körper ist bereits viel geforscht und geschrieben worden. Wir wissen heutzutage mehr denn je darüber, welche Mineralstoffe in welchen Mengen unter welchen Umständen wozu im Körper benötigt werden und welche Konzentrationen der Mineralien gegebenenfalls schädliche Nebenwirkungen nach sich ziehen. Im Mittelpunkt der Forschung steht bis heute aber nur eine begrenzte Zahl von Mineralstoffen. Zur „Mineralstoffprominenz", der viel Aufmerksamkeit geschenkt wird, zählen vor allem Calcium und Magnesium, aber auch Jod, Natrium, Kalium, Zink, Fluor und Selen.

Ungeachtet der geringeren Aufmerksamkeit, die dem Mineral Schwefel bislang zuteilgeworden ist, spielt dieses Mineral mit seinen organischen Verbindungen eine essenzielle Rolle im Stoffwechsel des Menschen.

Eine organische Schwefelverbindung aus der Natur, das Methyl-Sulfonyl-Methan, kurz MSM, gewinnt in den USA seit Jahren bei der erfolgreichen biologischen Behandlung einer ganzen Reihe verschiedener akuter und chronischer Erkrankungen zunehmend an Bedeutung. Es hat in den USA schon lange den Status einer modernen Alternativtherapie überwunden und ist dort zumindest in anerkannten naturheilkundlichen Praxen zum festen Bestandteil verschiedenster sanfter therapeutischer Strategien gegen Schmerz, Entzündung und andere Leiden avanciert.

Ich bin dem Verlag VAK dankbar, dass er mir die Möglichkeit gibt, über die vielfältigen heilkräftigen Wirkungen von MSM zu berichten und damit einen wesentlichen Beitrag zum Bekanntwerden dieser Schwefelverbindung im deutschsprachigen Raum zu leisten.

KAPITEL 1

Was ist MSM?

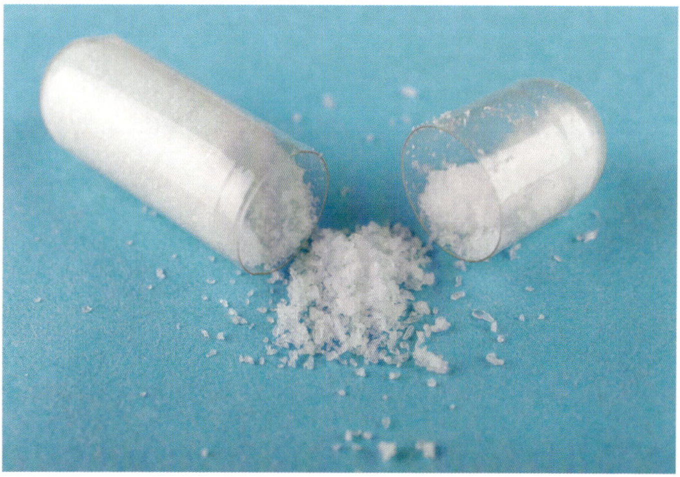

MSM-Steckbrief

MSM ist, wie bereits erwähnt, die Abkürzung für Methyl-Sulfonyl-Methan. In wissenschaftlichen Arbeiten chemischer, pharmazeutischer und medizinischer Fakultäten ist allerdings die Bezeichnung Di-Methyl-Sulfon ($DMSO_2$) als Synonym für MSM gebräuchlicher.

MSM ist eine von der Natur produzierte organische Schwefelverbindung, die in Pflanzen, in allen Wirbeltieren und auch im Menschen natürlicherweise vorkommt. (Organisch bedeutet ursprünglich „der belebten Welt entstammend“. Chemisch betrachtet enthalten organische Stoffe immer Kohlenwasserstoff. Heutzutage wird der Begriff „organisch“ in der Chemie auch auf künstlich synthetisierte Kohlenstoffverbindungen angewendet, die nicht von der belebten Natur hergestellt wurden.) Das reine MSM bildet ein weißes wasserlösliches, kristallines Pulver. In Wasser oder Fruchtsaft aufgelöst, entwickelt MSM einen leicht bitteren Geschmack.

Das Zentrum eines MSM-Moleküls wird von Schwefel gebildet. MSM ist eine der wichtigsten natürlichen Schwefelverbindungen und hat einen bedeutenden Anteil am Kreislauf des Schwefels in der Natur.

Der Kreislauf des Schwefels in der Natur

Durch beständige Erosionskräfte nimmt der Schwefelgehalt der Böden fortwährend ab. Leben, wie wir es kennen, wäre ohne Schwefel undenkbar. Wissenschaftlerinnen und Wissenschaftler fanden heraus, dass das Festland durch Ausschwemmung von Sulfationen in Flüsse stetig an Schwefel verliert. Die Aufnahme des Schwefels durch Pflanzen, die natürliche Verwitterung von schwefelhaltigem Gestein und die Verbrennung fossiler Stoffe mit Freisetzung von Schwefelgasen reichen nicht aus, um die Millionen Tonnen Schwefel, die in die Meere abtransportiert werden, auch nur halbwegs zu kompensieren. Erst seit wenigen Jahren ist es Forschenden gelungen, den Kreislauf des Schwefels zu erkennen und in seiner Bedeutung für das Weltklima zu würdigen.

In den Weltmeeren, die etwa zwei Drittel der Erdoberfläche bedecken, entziehen verschiedene Algenspezies und andere Meeresbewohner dem Wasser Schwefel und bilden in Massen die organische Verbindung Dimethylsulfid (DMS), eine enge Verwandte des MSM. Spätestens mit dem Tod der Meereslebewesen wird dieses DMS gasförmig an das Meer abgegeben und erscheint in großen Mengen an der Meeresoberfläche. Hier reagiert es unter UV-Bestrahlung und Sauerstoff teilweise zu DMSO (Di-Methyl-Sulfoxid) und MSM. Diese Schwefelverbindungen bilden rasch sogenannte „Kondensationskerne", die Wasserdampf binden und für die Wolkenbildung verantwortlich sind. Das Abregnen der Wolken über dem Festland schließt den Kreislauf und führt den Böden erneut Schwefel zu. Dies geschieht zu etwa 85 Prozent in Form der drei organischen Schwefelverbindungen: DMS, DMSO und MSM.

Existierte dieser Mechanismus der Rückkehr des Schwefels vom Meer zum Land nicht, würde allen Landlebewesen bald dieses lebensnotwendige Mineral fehlen. Pflanzen nehmen die drei genannten Schwefelverbindungen mit der Nahrung aus dem Boden auf und konzentrieren sie um ein Vielfaches in ihrem Organismus. Werden die Pflanzen verzehrt, dann gelangt der Schwefel in den Organismus der Tiere und Menschen. Über deren Exkremente oder nach Absterben der Pflanzen wird er wieder frei und gelangt erneut in den Boden, von wo aus er seinen Weg zurück in die Meere antritt. Der Kreislauf schließt sich … und beginnt von Neuem.

Der Mensch deckt seinen täglich notwendigen Bedarf an organisch gebundenem Schwefel (wie MSM) natürlicherweise aus frischem Obst und Gemüse sowie frischem Fleisch und frischen Meeresfrüchten. Dr. Robert Herschler, ein amerikanischer Pionier auf dem Gebiet der MSM-Forschung, bemerkt dazu einschränkend, dass jede Form von Weiterverarbeitung frischer natürlicher Nahrungsmittel ihren Gehalt an MSM mindert. Es verwundert also wenig, dass die tägliche Ergänzung der Nahrung mit MSM für viele Menschen bekömmlich ist und der Gesundheit dient.

Der kontinuierliche Kreislauf des Schwefels in der Natur stellt allen Lebewesen dieses lebensnotwendige Mineral zur Verfügung. Der Mensch (für dessen Stoffwechsel Schwefel unverzichtbar ist) nimmt ihn in verschiedenen Verbindungen mit der Nahrung auf – aber nicht immer in ausreichendem Maße.

Wozu Schwefel dient

Schwefel ist ein unverzichtbares mineralisches Element des menschlichen Stoffwechsels. Der molekulare Aufbau und die Funktion von Hormonen, Enzymen (zum Beispiel zur Entgiftung in der Leber), Proteinen des Immunsystems und anderen Eiweißverbindungen sowie die Struktur und Festigkeit des Knorpels, der Haut und ihrer Anhangsgebilde (Nägel, Haare) sind unmittelbar abhängig vom Gehalt an Schwefel und seinen Verbindungen.

Der Mensch nimmt Schwefel mit tierischer und pflanzlicher Nahrung in unterschiedlichen Mengen auf. MSM ist einerseits eine wichtige Quelle für organischen Schwefel, der beispielsweise direkt dem Aufbau wichtiger schwefelhaltiger Aminosäuren im Körper dient, und besitzt andererseits eigene interessante Wirkungen, wenn wir die Substanz als Nahrungsergänzung verwenden.

KAPITEL 2

Kleine Schwefelkunde

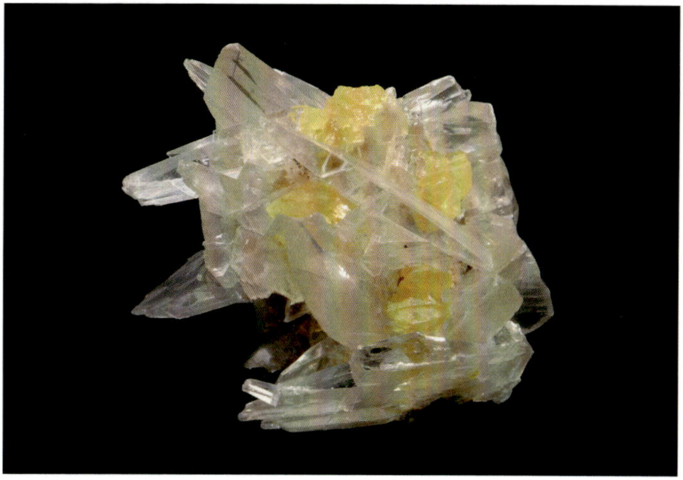

Entdeckung und Geschichte

Die vielleicht älteste Erwähnung des Schwefels findet sich in der Bibel: „Da ließ der Herr Schwefel und Feuer vom Himmel auf Sodom und Gomorrha herabfallen. Er vernichtete die beiden Städte und die ganze Gegend, ihre Bewohner und alles, was dort wuchs.“ (1 Mose 19, 24–25)

In der Geschichte der Menschheit wird es den Chinesen zugeschrieben, als erstes Volk dem Geheimnis des Schwefels für Feuer und Explosion auf die Spur gekommen zu sein: Sie erfanden vor etwa 1.000 Jahren das Schwarzpulver, ursprünglich um in friedlicher Absicht Feuerwerke zu machen. Neben viel Holzkohle werden dazu etwa 10 Prozent Schwefel benötigt. Auch der Kopf von Streichhölzern zündet nur aufgrund seines Schwefelgehalts.

Da die Mittelmeerregion besonders reich an Schwefelvorkommen ist, befassten sich die Römer und Griechen schon früh mit der gezielten Nutzung dieses Stoffes. So geht die Ausräucherung der hölzernen Fässer (um Wein lagern zu können) auf alte römische Traditionen zurück. Die Griechen und Römer nutzten Schwefelquellen ebenfalls bereits früh, um Rheumakranken Heilung und Linderung zu verschaffen. Ende des 18. Jahrhunderts beschrieb der französische Chemiker A. L. de Lavoisier den einzigartigen Charakter von Schwefel als chemischem Element. Im 19. Jahrhundert gelang die erste Vollnarkose mithilfe von Schwefeläther.

Dem 20. Jahrhundert waren schließlich die wesentlichen Durchbrüche im Bereich der medizinischen Anwendung von Schwefel vorbehalten. So wurden schwefelhaltige Medikamente (zum Beispiel Sulfonamide und Lotionen und Pasten bei Hautkrankheiten) entwickelt und die Bedeutung des Schwefels für den menschlichen Organismus, etwa bei der körpereigenen Erzeugung und Wirkung von Hormonen, Zug um Zug entschlüsselt. MSM ist jedoch nicht nur Ergebnis neuerer Erkenntnisse medizinischer Forschung. Es ist der Beharrlichkeit einiger amerikanischer Medizinerinnen und Mediziner zu verdanken, die trotz stimmgewaltiger Gegner mit Erfolg auf die positiven Wirkungen der organischen Schwefelverbindungen DMSO und MSM hingewiesen haben.

Schwefel kommt also in vielen verschiedenen Verbindungen vor, aber im Vergleich mit anderen ist nur MSM eine natürliche Schwefelverbindung (wie sie auch in unserer Nahrung vorkommt) und kann als tägliche Ergänzung der Ernährung genutzt werden.

Schwefel im menschlichen Körper

Trotz der Bedeutung des Schwefels als wichtiges Grundelement des menschlichen Stoffwechsels hat sich eine regelmäßige Messung des Schwefels (etwa vergleichbar mit der von Magnesium oder Calcium) im Serum oder Vollblut in der Medizin nicht etablieren können. Wahrscheinlich hängt dies damit zusammen, dass Schwefel in hohem Maße gebunden im Körper vorkommt. Nägel, Haare und Knorpelsubstanz weisen eine hohe Schwefelkonzentration auf. Wissenschaftler schätzen, dass im menschlichen Organismus insgesamt etwa 150 Gramm Schwefel vorliegen. Schwefel ist ein chemisches Element mit essenzieller Bedeutung für den Menschen:

1. Es ist entscheidend am Aufbau des Kollagens beteiligt, das als Gerüstprotein im Körper für Festigkeit und Struktur des Bindegewebes, der Sehnen, des Knorpels und der Knochen zuständig ist. Ohne Kollagen wäre der Mensch ein formloser Zellhaufen.
2. Die Bildung von Keratin im Körper ist unmittelbar abhängig von Schwefel. Nägel bestehen zu 98 Prozent

aus Keratin. Und auch sein Anteil im Haar liegt hoch. Gesunde, feste Nägel, elastische faltenlose Haut und dickes, glänzendes Haar haben ihren Ursprung in einem funktionstüchtigen Schwefelstoffwechsel.

3. Einige Vitamine wie Vitamin C, Biotin und Vitamin B1 werden über eine Reaktion mit Schwefel aktiviert.
4. Der Eiweißstoffwechsel des Menschen ist in hohem Maße von Schwefel abhängig. Die schwefelhaltigen und für die Entgiftung in der Leber so wichtigen Aminosäuren Cystin und Cystein sowie Methionin tragen als zentralen Baustein ein Schwefelatom. Zahlreiche Enzyme, Hormone und das Immunglobulin M (IgM) des Abwehrsystems werden direkt unter Hinzuziehung von Schwefel im Körper hergestellt.

Schwefelmangel und Schwefelüberschuss

Ein Überschuss an Schwefel aus der Nahrung ist in der Medizin unbekannt. Dem Menschen kann allerdings die Aufnahme bestimmter Schwefelverbindungen gefährlich werden, so das Einatmen von Schwefeldioxid (SO_2) oder eine zu hohe Zufuhr schwefliger Säure (H_2SO_3). Es wird vermutet, dass Schwefelmangel Haar- und Nagelwachstumsstörungen verursachen kann und eine Rolle bei der Entstehung von Arthrosen spielt.

Schwefel ist im menschlichen Organismus von essenzieller Bedeutung: etwa für die Festigkeit von Bindegewebe, Sehnen und Knochen, für intakte Nägel und Haare oder für die Bildung bestimmter Enzyme und Hormone.

Auf die Verbindung kommt es an!

Der Mensch nimmt Schwefel hauptsächlich in Form von organischen Verbindungen auf. Unter ihnen sind die bereits genannten schwefelhaltigen Aminosäuren Cystein, Cystin und Methionin als Bestandteil von Nahrungsproteinen besonders hervorzuheben. Mein Hinweis auf die essenzielle Notwendigkeit von Schwefel für den menschlichen Organismus darf jedoch keinesfalls dazu verleiten anzunehmen, dass Schwefel in jeder Form gesund sei. Wie die Beispiele des Schwefeldioxids und der schwefligen Säure klar erkennen lassen, gibt es *Schwefelverbindungen, die keineswegs unbedenklich sind*! Schwefelhaltige Schädlingsbekämpfungsmittel gegen Pilzbefall (Fungizide) oder Pestizide zur Insektenvertilgung sind weitere Beispiele für toxische Schwefelverbindungen.

MSM dagegen gehört zu den am häufigsten vorkommenden organischen Schwefelverbindungen, die der Mensch mit vor allem frischer, vitalstoffreicher Nahrung auf natürliche Weise regelmäßig aufnimmt beziehungsweise aufnehmen sollte. Es zusätzlich einzunehmen entspricht einer Ergänzung der Nahrung mit Schwefel in einer natürlichen, organischen Verbindung. Diese gesunde Schwefelform wird im Körper nicht zu einer schädlichen Schwefelverbindung umgewandelt. Eindeutige Dosierungsempfehlungen zur Nahrungsergänzung mit MSM werde ich in einem späteren Kapitel geben (siehe Seite 77ff.). Ich darf jedoch vorwegschicken, dass ernsthafte Nebenwirkungen bei höheren Dosierungen nicht bekannt sind. In einem wissenschaftlichen Tierversuch an der Medizinischen Hochschule Hannover aus dem Jahr 1989 (Untersuchungen über die Bildung bestimmter Mengen von DMSO und MSM in der Leber) bezeichneten die Forschenden beide als „wasserlösliche und ungiftige Substanzen“.

Natürlich gilt auch für Schwefel der bekannte Ausspruch von Paracelsus, dass die Dosis das Gift mache. Dieser Grundsatz ist noch immer allgemein gültig und trifft auf alle Stoffe zu, mit denen der Mensch in Kontakt tritt. Zusätzlich gilt aber auch: Schwefel ist nicht gleich Schwefel – auf die chemische Verbindung des Schwefels kommt es an! MSM ist die Formel für Schwefel aus der Natur.

KAPITEL 3

DMSO - wie alles anfing

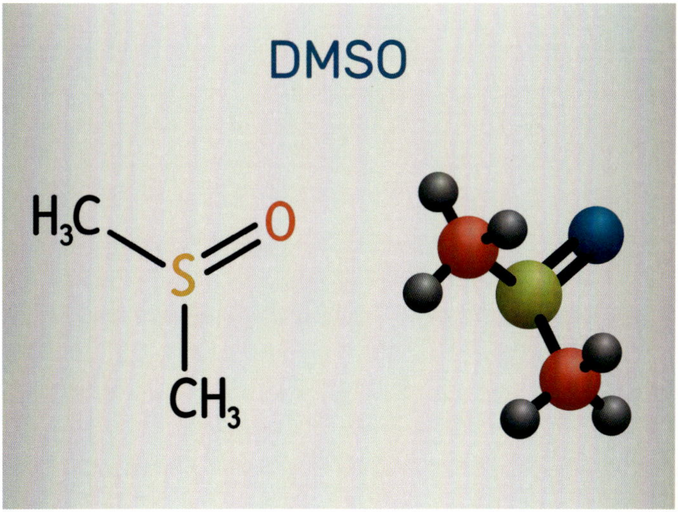

DMSO galt in den 1950er- und 1960er-Jahren als das „Aspirin des 21. Jahrhunderts“. Es wurde von Wissenschaftlern und Ärztinnen gleichermaßen als „Schmerzkiller“ bei Rheuma gefeiert. Ihm wurde eine große Zukunft in der Medizin vorhergesagt. Noch bevor es jedoch sein weites, wunderbares Wirkprofil unter Beweis stellen konnte, wurde es auf verhängnisvolle Weise vom Ergebnis eines Tierversuchs gestoppt, das Augenschäden bei seiner Anwendung befürchten ließ. DMSO verschwand also in der Versenkung und blieb dort merkwürdigerweise, obwohl es in späteren Untersuchungen vollständig vom Vorwurf der Augenschädlichkeit freigesprochen werden konnte. Die Ergebnisse jenes Tierversuchs waren hinsichtlich der für den Menschen notwendigen Dosis fehlinterpretiert worden. Spätere Versuche am Menschen bewiesen eindeutig, dass selbst eine direkte lokale Anwendung keine Schäden am menschlichen Auge nach sich zieht. Auch der Nachweis, dass eine 50-prozentige Lösung (über sieben Jahre am Auge angewendet) keine Nebenwirkungen erzeugte, vermochte die einstmals steile „Karriere“ des DMSO nicht neu zu starten. Dass die intensive Forschung zeitweise brachlag, hatte auch etwas Gutes: Es förderte die Suche nach ähnlich wirkungsvollen Stoffen aus der Reihe der natürlichen organischen Schwefelverbindungen. Mit der Entdeckung von MSM wurden die Forscherinnen und Forscher schließlich belohnt.

Ehe wir uns ganz MSM zuwenden, möchte ich über DMSO berichten. Für die Therapeutinnen und Therapeuten unter den Lesern lohnt es sich unbedingt, etwas über diese Substanz zu erfahren und es gegebenenfalls anzuwenden. Die übrigen Leser möchte ich ermutigen, ihre Behandlerinnen und Behandler danach zu fragen oder sie anzuregen, sich selbst kundig zu machen. Die Schwefelverbindung wird in weiten Kreisen der amerikanischen alternativen Medizin und Sportmedizin mit großem Erfolg angewendet und ist in Deutschland noch viel zu unbekannt. Einzig im Gel eines renommierten pharmazeutischen Unternehmens fand es bis vor wenigen Jahren bei Sportverletzungen äußerliche Anwendung. Leider ist diese Rezeptur nach Überarbeitung und

Erweiterung der Produktpalette ohne Angabe von Gründen vom Markt genommen worden.

Grundsätzlich gibt es zahlreiche Übereinstimmungen in der Wirkung der „Geschwister“ DMSO und MSM.

Herkunft und Gewinnung

DMSO wurde bereits im Jahr 1866 in Russland von Dr. Alexander M. Saytzeff entdeckt. Allerdings dauerte es bis zum Anfang der 1950er-Jahre, dass britische Wissenschaftler seine erste Anwendung beim Gefrierschutz für Knochenmark und Blutzellen beschrieben. Gleichzeitig entwickelte die Papierindustrie ein zunehmendes Interesse an dieser Substanz, als bekannt wurde, dass die Flüssigkeiten, die beim Verarbeiten von Holz zu Papier in großen Mengen frei wurden, sehr viel DMSO enthielten. Bald konnte es eine Reihe positiver Wirkungen wie schnelle Schmerzlinderung und Wundheilungsbeschleunigung unter Beweis stellen, sodass es die medizinische Forschung mehr und mehr zu interessieren begann. Bis heute sind viele tausend Studien zu diesem Thema veröffentlicht worden, die alle äußerst interessante Wirkungen bei den verschiedensten Gesundheitsstörungen aufzeigen. Keine einzige Studie lässt toxische Wirkungen am Menschen erkennen.

Neben seiner Gewinnung in der Papierindustrie wird DMSO in heutiger Zeit auch auf chemisch reine Weise künstlich synthetisiert.

Definition und Wirkungsweise

DMSO ist die chemische Kurzbezeichnung für Dimethylsulfoxid. Wie MSM liegt es physiologisch im Körper vor. Es wird von Pflanzen aufgenommen beziehungsweise synthetisiert und gelangt mit der Nahrung in den Organismus. Bei Zimmertemperatur bildet es eine klare, farblose, leicht ölige Flüssigkeit, die bei Temperaturen unter 18 Grad Celsius langsam erstarrt, jedoch durch Erwärmung leicht wieder verflüssigt werden kann. Es besitzt einen charakteristischen, leicht knoblauchähnlichen Geruch und entwickelt auf der Zunge einen bitteren Nachgeschmack, der manche Menschen an Knoblauch oder Austern erinnert. Knoblauch und Austern beinhalten bekanntlich einen gewissen Schwefelanteil, vermutlich auch in Form von MSM und DMSO.

Sozusagen Vorläufer von MSM und mit ihm verwandt ist DMSO - eine fett- und wasserlösliche, leicht ölige Flüssigkeit, eher zur äußerlichen Anwendung geeignet.

Ein Lösungsmittel besitzt die Eigenschaft, andere Substanzen zu lösen beziehungsweise aufzulösen. Wasser wird als „universelles Lösungsmittel“ bezeichnet, obwohl sich bekanntermaßen nur anorganische Stoffe wie Salze im Wasser auflösen lassen. Auf der anderen Seite ist vom Alkohol bekannt, dass sich organische Materialien wie Öle sehr gut in ihm lösen. Als einzigartiges sogenanntes „bipolares“ Lösungsmittel vermischt sich DMSO mit Wasser *und* Ölen, es ist also fettlöslich und wasserlöslich zugleich! So kann es von der Haut sehr schnell resorbiert werden und zieht tief ein. Dabei fungiert es auch als „Träger“: Es transportiert andere heilende Stoffe zum Wirkort in die Tiefe des Gewebes und verstärkt die Wirkung dieser Stoffe erheblich.

Diese Schwefelverbindung selbst besitzt unter anderem schmerzlindernde, entzündungshemmende und kapillarabdichtende Wirkung.

Unterschiede und Gemeinsamkeiten zweier „Geschwister“

DMSO ist eine leicht ölige Flüssigkeit, die sich in Verdünnungen bestens äußerlich anwenden lässt und auch sehr gut zu Mischungen mit anderen Stoffen oder Gelzubereitungen verarbeitet werden kann. In Studien wurde es bei Patientinnen und Patienten mit Schädel-Hirn-Trauma erfolgreich intravenös angewendet. Getrunken werden die verdünnten DMSO-Lösungen in aller Regel nicht.

MSM ist ein kristallines Pulver, das in Kapselform geschluckt wird oder auch nach Auflösung des Pulvers in Wasser oder Fruchtsaft getrunken werden kann. Die äußerliche lokale Anwendung einer solchen Lösung ist in der Medizin bekannt und unter ärztlicher Anleitung möglich. MSM könnte sich zur leichter anzuwendenden oralen Variante des DMSO entwickeln.

Die enge Verwandtschaft von DMSO und MSM zeigt sich auch darin, dass Ersteres teilweise zu Letzterem oxidiert wird, sobald es in den Körper gelangt. MSM entsteht als geruchloses Stoffwechselprodukt aus DMSO. Möglicherweise sind die positiven Wirkungen von DMSO auch auf dessen Umwandlung zu MSM zurückzuführen. Bei den nun folgenden Betrachtungen über die vielversprechenden Wirkungen von DMSO ist davon auszugehen, dass sie sich zumindest zum Teil mit denjenigen des MSM decken.

Verschiedene Wirkungen

Eindringen in die Haut

Seine Fähigkeit, tief und schnell in die Haut einzuziehen, zählt sicherlich zu jenen Eigenschaften, die DMSO in Fachkreisen geradezu „berühmt" gemacht haben. Sicherlich, auch andere Substanzen sind in der Lage, die Haut als natürliche Barriere zu überwinden. Es ist jedoch bislang nur für DMSO bewiesen, dass dieses tiefe Einziehen in die Haut ohne Beschädigung der natürlichen Beschaffenheit der Hautzellen geschieht und dass die Haut in keiner Weise unter negativen Folgen zu leiden hat.

Auf dem Weg in die Tiefe des Gewebes ist DMSO in der Lage, andere Wirksubstanzen „huckepack" zu nehmen und mit ihnen gemeinsam zum Ort des Traumas vorzudringen. In diesem Zusammenhang wird immer wieder behauptet, dass über die äußerliche Anwendung von DMSO auch Bakterien und Viren ins Gewebe eindringen könnten, aber: Bakterien und Viren sind zu groß, als dass sie mittransportiert werden könnten. Nur solche Stoffe, die bei genügend langer Verweildauer auf der Haut auch aus sich selbst heraus die obersten Schichten der Haut überwinden können, werden also beim Einziehen unterstützt. DMSO ist bei lokaler Anwendung auf der Haut oberflächen- und tiefenwirksam.

Schmerzhemmende Wirkung

Schmerz kann grundsätzlich in zwei unterschiedliche Kategorien eingeteilt werden: akuter Schmerz und chronischer Schmerz.

Bei Sportverletzungen hilft DMSO häufig schon in den ersten Minuten und lindert den Schmerz nachhaltig. Die äußerliche Anwendung bei chronischen Schmerzen, zum

Beispiel bei Arthrose, lindert den Schmerz dagegen oft erst nach einigen Tagen. Die Substanz entwickelt keine Nebenwirkungen wie Müdigkeit, Übelkeit, Verstopfung, trockener Mund oder Herzrasen, die bei klassischen Schmerzmitteln leider oft beobachtet werden. Trotz Schmerzhemmung bleibt bei ihrer Anwendung das Gefühl für die geschädigte Region erhalten. Durch Vermeidung vorzeitiger Belastung wird es unwahrscheinlicher, dass der Schmerz wieder auftritt.

Entzündungshemmende Wirkung

Die akute Entzündung geht oft mit Schwellung, Schmerz, Rötung und Erwärmung einher, während man bei der chronischen Entzündung oft Rötung und Erwärmung der betroffenen Region vermisst. Typische Folge beider Entzündungsvarianten ist der Funktionsverlust.

DMSO hilft gegen Schmerz und Entzündung, gegen bakterielle Infektionen sowie gegen Muskelverkrampfung.

Grundsätzlich sind die Entzündungsreaktionen des Körpers sinnvoll zur Bekämpfung von Schädigungen jedweder Art. Allerdings neigt die Entzündung leicht dazu, sich in gewisser Weise selbst zu unterhalten. DMSO verbessert die Durchblutung der großen Blutgefäße und reduziert gleichzeitig die Mikrozirkulation in den kleinsten Gefäßen und Kapillaren. Das verhindert übermäßige Schwellung und Ödembildung im traumatisierten Gewebe, fördert zugleich den Abtransport schädlicher Stoffwechselprodukte vom Ort der Verletzung sowie die Versorgung mit Sauerstoff und verschiedenen Bausteinen zur Reparatur.

Antibakterielle Wirkung

Mikrobiologische Forschungen wiesen in Versuchen nach, dass eine 35-prozentige Lösung von DMSO das Wachstum verschiedener Bakterien und Pilze hemmen kann. Außerdem erwiesen sich Antibiotika in seiner Anwesenheit bis zu 200-mal effektiver gegen Infektionen wie Tuberkulose.

Muskelentspannung

Oftmals beobachten Medizinerinnen und Mediziner nach Sportverletzungen Muskelverhärtungen oder Muskelkrämpfe. Erfahrungsgemäß zeigt sich ein Rückgang dieser Beschwerden bei dünner, aber großflächiger Anwendung von DMSO über dem traumatisierten Muskel/Gebiet.

Unterstützung des Immunsystems

Die Wirkungsweise von DMSO auf das Immunsystem ist noch sehr hypothetisch: Wenn das Immunsystem aus seinen Fugen gerät, können schwere Erkrankungen wie Krebs, AIDS und rheumatoide Gelenkentzündungen entstehen. Bei diesen Erkrankungen erwies sich die Anwendung von DMSO häufig als vorteilhaft. Gemeinsam mit einem erfahrenen Arzt oder einer Ärztin könnte ein Behandlungsversuch bei diesen Erkrankungen erwogen werden.

Wirkung bei bestimmten gesundheitlichen Störungen und Problemen

Sowohl DMSO als auch MSM sind keine Allheilmittel! Dennoch lohnt es sich, einen Überblick über mögliche Indikationen zu gewinnen, da Ersteres im Einzelfall wertvolle Unterstützung zur Wiedererlangung von Wohlgefühl und Gesundheit leisten kann.

Gelenkentzündungen

Gelenkentzündungen können viele verschiedene Ursachen haben. Bei der klassischen degenerativen Gelenkerkrankung mit Entzündungszeichen kann DMSO abschwellend, schmerzlindernd und entzündungshemmend wirken. Allerdings sollte möglichst früh zu Beginn der Erkrankung mit der Therapie begonnen werden, sonst könnte sich die Anwendung als weniger erfolgreich erweisen. In solchen Fällen ist es grundsätzlich ratsam, die Substanz über mehrere Wochen oder länger anzuwenden. Forscher vermuten, dass ihre Wirkung bei Arthritis auf ihrer Fähigkeit beruht, die oxidativen Kräfte am Gelenk und in der Gelenkflüssigkeit zu reduzieren. DMSO, so die Wissenschaftler, ist entweder selbst ein starkes Antioxidans oder es entfaltet indirekt antioxidative Kräfte.

Gicht

Der akute Gichtanfall ist oftmals sehr schmerzhaft. DMSO stellt eine wertvolle Hilfe zur Schmerzlinderung bei akuten und chronischen Gichtbeschwerden dar.

Herpesinfektionen

Ob klassischer Lippenherpes oder die Gürtelrose (*Herpes zoster*) – die schmerzhafte Bläschenbildung beider Virusspezies spricht hervorragend auf frühzeitiges Betupfen mit einer verdünnten DMSO-Lösung an.

Kopfschmerzen

Insbesondere der sogenannte „Spannungskopfschmerz“ infolge einer verspannten Nackenmuskulatur kann sich zum Teil dramatisch verbessern. Die Ansprechrate bei klassischer Migräne ist dagegen geringer. Bei Kopfschmerzen durch eine Entzündung der Nasennebenhöhlen mag die äußerliche Anwendung von DMSO direkt über dem schmerzhaften Bereich im Gesicht Linderung bringen. Die Verordnung einer 20- bis 30-prozentigen DMSO-Lösung als Nasentropfen ist besonders bei chronischen Entzündungen der Nebenhöhlen in der Lage, zu helfen.

Die äußerliche Anwendung verdünnter DMSO-Lösungen ist ungefährlich, sollte aber in jedem Fall erst nach ärztlicher Beratung erfolgen.

Schleimbeutelentzündungen

Schleimbeutel sind flüssigkeitsgefüllte Hohlräume, die die Schmierung von Muskeln und Sehnen übernehmen, wenn sich diese über Knochen oder anderen Geweben bewegen. Wendet man es mehrmals täglich an, so hilft DMSO vor allem bei akuter Schleimbeutelentzündung (*Bursitis*).

Sonnenbrand

Trägt man die Substanz bei leichtem Sonnenbrand auf die gereizte Haut auf, so wird man die vielfältigen Vorzüge organischer Schwefelverbindungen schätzen lernen.

Verstauchungen, Zerrungen und Prellungen

Typische Sportverletzungen dieser Art bilden ein dankbares Indikationsgebiet für DMSO. Bei möglichst frühzeitigem Beginn mit regelmäßigem äußerlichen Auftragen wird die Zeit der Rekonvaleszenz deutlich verkürzt und der Verletzte kann schneller mit dem Aufbautraining beginnen.

Gleiches gilt für den Tennisellenbogen, dessen Neigung wiederzukehren mit DMSO auch gemindert werden kann.

Zahnschmerzen

Bereits vor 2.000 Jahren beschrieb der römische Medizinenzyklopädist Paracelsus eine schwefelhaltige Paste, die vor größeren Zahnextraktionen verwendet wurde, um den Schmerz zu bekämpfen. Diese Schwefelverbindung kann auch in unserer Zeit gute Dienste leisten. Von Zahnschmerzen Geplagte finden Linderung durch DMSO-getränkte Wattebäuschchen.

Hinweise zur Anwendung

Alle beispielhaft erwähnten Indikationen sollten unbedingt zuvor durch einen Arzt oder eine Ärztin geprüft werden, die schließlich auch die Diagnose stellen. Die DMSO-Lösungen bedürfen je nach Anwendung unterschiedlicher Verdünnungsgrade, die nur erfahrene Ärztinnen und Ärzte vorschlagen können. Hautrötungen sind extrem selten und in aller Regel klingen diese rasch wieder ab. Allergische Reaktionen sind sicherlich möglich, mir aber noch nicht bekannt geworden. Grundsätzlich gilt die Anwendung von DMSO als sehr sicher.

KAPITEL 4

MSM - natürliche Hilfe bei Entzündungen und Schmerzen

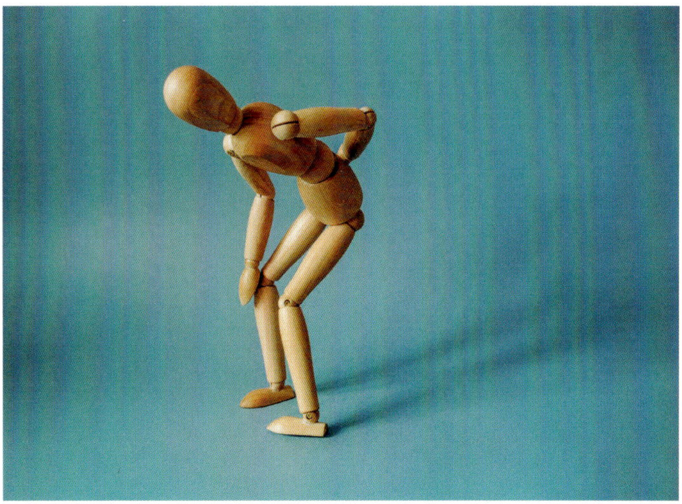

Lassen Sie mich an dieser Stelle nochmals darauf hinweisen, dass die nun hier folgenden Empfehlungen keine ärztliche Diagnose mit therapeutischer Beratung ersetzen. Grundsätzlich sollten Sie sich vor der Einnahme von MSM von einer Ärztin oder einem Arzt untersuchen und beraten lassen.

Entzündung und Schmerz: Geißeln der Menschheit

Etwa 13 Prozent, also schätzungsweise rund 11 Millionen Menschen in Deutschland, leiden Tag für Tag unter chronischen Schmerzen. Die Ursachen sind vielfältiger Natur. Ob Kopf, Rücken, Muskeln, Gelenke oder die Nerven schmerzen, ob Osteoporose, Rheuma oder gar Krebs als Krankheiten dahinterstecken – fast immer ist der Schmerz das schlimmste Übel und der ruhelose Peiniger, der viele Menschen auch noch um ihren so dringend benötigten Schlaf bringt. Dabei sind Fortschritte in der modernen Medizin bei der Diagnose und Behandlung von Schmerzen bereits unübersehbar.

So hat sich das Verständnis, was die Entstehung des chronischen Schmerzes anbelangt, grundlegend erweitert. Unter bestimmten Umständen „lernt" der Körper, auch geringsten Schmerz zu empfinden – und „vergisst" ihn leider oft nicht mehr. Sein „Schmerzgedächtnis" hindert ihn daran und fortan ist der Körper nur allzu bereit, neue Schmerzreize stärker als zuvor zu empfinden. Morphine sind nach wie vor Standard in der Schmerztherapie der heutigen Medizin. Die Frage einer möglichen Abhängigkeit von Morphinen stellt sich übrigens nicht mehr – spätestens seitdem Forschende wissen, dass Schmerzkranke einen gegenüber Gesunden deutlich veränderten molekularen Empfängerstatus für den Botenstoff Morphin besitzen. Aus diesen relativ neuen Erkenntnissen gewann die Medizin die Einsicht, dass es gut ist, Schmerzsignale möglichst frühzeitig zu hemmen, um die Ausbildung des „Schmerzgedächtnisses" zu verhindern. Für die Praxis bedeutet dies: Frühzeitigere und konsequentere Schmerztherapie ist gefragt.

Nebenwirkungen klassischer Schmerz- und Entzündungshemmer

Es ist Vorsicht geboten, denn viele Schmerzmittel und Entzündungshemmer weisen ein umfangreiches Spektrum an Nebenwirkungen auf. Irritationen des Magen-Darm-Traktes und seines Vegetativums mit Übelkeit, Durchfall und Erbrechen bis hin zu Blutungen der Magen- und Darmschleimhaut, Schwindel, Kopfschmerzen (!), psychische Veränderungen, schwere Nierenschäden, Knorpelschäden, Herzrhythmus- und Durchblutungsstörungen sind nur ein kleiner Ausschnitt der schädlichen Nebenwirkungen. Regelmäßige Einnahme über längere Zeit erhöht das Risiko unerwünschter Reaktionen.

MSM – eine Nahrungsergänzung, die schmerz- und entzündungshemmend wirkt – ohne nennenswerte Nebenwirkungen!

Wir Ärztinnen und Ärzte sind in Anbetracht solcher Nebenwirkungen täglich aufs Neue gefordert, mögliche Ursachen für Schmerzen und Entzündungen zu finden und, wenn möglich, ursächlich zu bekämpfen, die Schmerztherapie bei minimalen Nebenwirkungen ständig zu optimieren und nach neuen Alternativen zu suchen, die dabei helfen könnten. MSM gilt in Amerika seit Jahren als sanfte Ergänzung auf dem Sektor der Schmerz- und Entzündungshemmung. Als Nahrungsergänzung ist es in der Kombination mit Schmerzmitteln sicher anwendbar. Toxische oder allergische Reaktionen sind bis heute unbekannt. Dennoch möchte ich noch einmal unbedingt empfehlen, einen Arzt oder eine Ärztin aufzusuchen, bevor Sie die Einnahme von MSM auf eigene Faust beginnen.

Schmerzintensität und Bewegungseinschränkung

Häufig stellt sich die Frage: Wie stark wirkt ein Schmerz? In der experimentellen Schmerzmessung können Schmerzsignale im Gehirn inzwischen über Computerbildschirme sichtbar gemacht werden. Auf diese Weise kann auch die Wirkung von Schmerzmitteln überprüft werden. Bis dieses noch sehr aufwendige Verfahren breiten Patientenkreisen zugänglich gemacht werden kann, sind wir auf indirekte, weniger objektivierte Messverfahren angewiesen.

Schmerz ist als Untersuchungsparameter derzeit nicht erschließbar, weshalb man im strengen Sinne auch nicht von „Messung" sprechen kann. Neben klassischer Anamnese ist das Ausfüllen von Schmerzfragebögen ein Standardverfahren zur Ermittlung der Schmerzintensität und dient zudem der Beobachtung des Verlaufs einer Schmerztherapie. Die einfachste Form einer selbstständigen Bestimmung der Schmerzintensität ist die Einschätzung auf einer sogenannten *Pain-Rating-Scale.* Sie hat den Vorteil, dass sich auch leichte Veränderungen bestimmen lassen, was unter Umständen motivationsfördernd sein kann. Die Patientin oder der Patient lernt zu differenzieren und kann der Ärztin oder dem Arzt dadurch wichtige Erkenntnisse zur Schmerzgenese liefern. Auch wenn der Patient die Schmerzen verständlicherweise schleunigst loswerden möchte, ist eine Linderung mitunter schon ein Teilerfolg und will als solcher nur bewusst wahrgenommen werden.

Mit der Messung der Bewegungseinschränkung eines schmerzhaften Gelenks verhält es sich ähnlich. Auch hier ist zwar die rasche Wiederherstellung des vollen Bewegungsumfangs Erwartung der Patientin oder des Patienten und Ziel der Therapie, aber eine Verbesserung der Beweglichkeit weist oft den richtigen therapeutischen Weg, manchmal ohne dass Patientinnen oder Patienten diesen Teilerfolg wahrnehmen und würdigen. Eine simple Messeinheit in Gestalt eines sogenannten „Inclinometers" leistet jedem Therapierenden dabei große Hilfe.

Eine *Pain-Rating-Scale* und eine handliche Messeinheit zur Bestimmung der Gelenkbeweglichkeit stellen in der Diagnose und Behandlung von Schmerzen und Entzündungen sowie eingeschränkter Gelenkbeweglichkeit wertvolle Hilfen dar und gehören zur Ausstattung erfahrener Therapeutinnen und Therapeuten.

Erfolgreiche Schmerz- und Entzündungshemmung mit MSM

Ohne ernsthafte Nebenwirkungen zu entwickeln, bietet MSM eine natürliche Möglichkeit, Schmerzen und Entzündungen erfolgreich zu bekämpfen. Im Einzelfall liefert es gleiche oder sogar bessere Ergebnisse als so manches Schmerzmittel der Standardtherapie. Allerdings dauert der Eintritt der Wirkung in aller Regel länger. Dieses Nahrungsergänzungsmittel ist *kein Medikament*, deshalb sind *schnelle Wirkungen nicht zu erwarten*! Oft vergehen einige Tage, bis eine spürbare Linderung der Schmerzen oder Entzündungen eintritt. MSM zielt nicht auf die Heilung von Krankheiten ab. Es ist eine natürliche Nahrungsergänzung, die aus organischem Schwefel und Sauerstoff besteht. Es kann zusammen mit jedem Medikament gefahrlos eingenommen werden. Diese Schwefelverbindung ist in der Lage, beim Menschen viele verschiedene Beschwerden positiv zu beeinflussen, und kann sie in individuell unterschiedlichem Maße lindern. Eventuell machen Sie die erfreuliche Erfahrung, Medikamente reduzieren zu können. Grundsätzlich sollte auch das nie ohne Rücksprache mit Ihrem behandelnden Arzt oder Ihrer Ärztin geschehen! Hilft Ihnen diese Substanz sogar, beschwerdefrei zu werden, so können die Beschwerden wiederkehren, wenn Sie MSM absetzen. Eine genaue Vorhersage, ob und inwieweit es Ihnen helfen kann, ist generell unmöglich. Es kommt auf einen Versuch an.

Auf welche Weise wirkt MSM schmerzlindernd?

Eine Reihe wissenschaftlicher Arbeiten beschäftigte sich mit der Frage, wie genau DMSO und MSM den Schmerz lindern. Es kann allerdings vorweggenommen werden, dass bis heute längst nicht alle Mechanismen entschlüsselt werden konnten, die uns ein klares Bild von der Wirkungsweise liefern könnten. Klinisch gesicherte Daten belegen die schmerzlindernde Wirkung von MSM wie folgt:

- Diese Substanz unterdrückt die Schmerzleitung entlang bestimmter Nervenfasern. Sie könnte auf diese Weise auch die Ausbildung eines Schmerzgedächtnisses unterbinden.
- Sie wirkt entzündungshemmend. Entzündungen erhöhen den Druck auf Gewebe und Nerven und das ist schmerzhaft.
- MSM fördert die Durchblutung. Vermehrte Durchblutung verbessert die Nährstoffversorgung des kranken Gewebes, es kann sich regenerieren und Schmerzen lassen nach.
- Es entspannt verkrampfte Muskulatur. Oft gehen Schmerzen mit verkrampfter Muskulatur einher.

- MSM erhöht die Durchlässigkeit der Zellmembran des geschädigten Gewebes für körpereigene schmerzhemmende Substanzen.

Wie lässt sich die entzündungshemmende Wirkung erklären? Entzündungs- und Schmerzhemmung besitzen viele Gemeinsamkeiten im Stoffwechsel. Dies ist unter anderem daran erkennbar, dass die meisten klassischen Schmerzmittel zugleich als Entzündungshemmer bezeichnet werden und wirken. Indem MSM schmerzlindernd wirkt, entfaltet es oft auf gleiche Weise seine entzündungshemmenden Eigenschaften. Unabhängig davon wirkt es jedoch auch gezielt entzündungshemmend. Entsprechende Forschungen kommen zu folgenden Ergebnissen:

- MSM verbessert die Wirkung körpereigener entzündungshemmender Hormone (zum Beispiel von Kortison) und optimiert deren entzündungshemmendes Potenzial am verletzten und geschwollenen Gewebe.
- MSM wirkt abschwellend über Bindung und Abtransport von Gewebsflüssigkeit.
- MSM unterdrückt bei Verletzungen und Entzündungen die übermäßige Bildung sogenannter „Fibroblasten“, die zu starker Schwellung führen. Diese sind unter anderem für die Narbenbildung zuständig. Exzessive Stimulation von Fibroblasten führt zur Entstehung von Narbenwucherungen (*Narbenkeloid*).

Neben den herausragenden schmerz- und entzündungshemmenden Wirkungen besitzt MSM noch weitere positive Eigenschaften. Mehr dazu erfahren Sie in den nun folgenden Erklärungen zu verschiedenen Gesundheitsstörungen, die durch diese Schwefelverbindung gelindert werden.

KAPITEL 5

Beschwerden des Bewegungsapparates

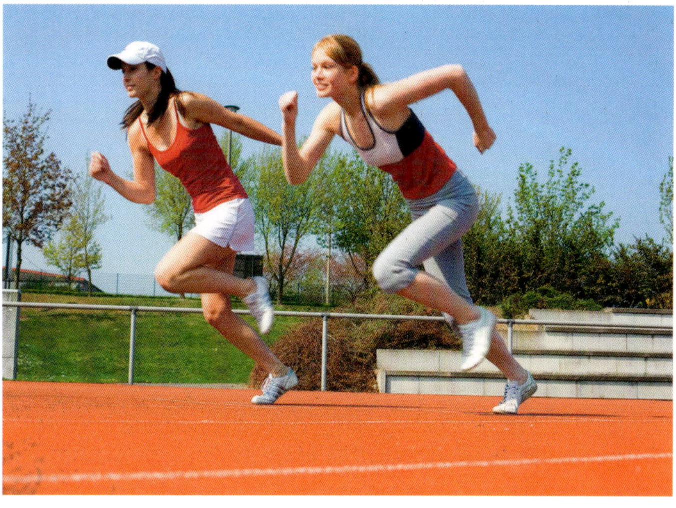

Degenerative Gelenkerkrankungen

Die außerordentlich häufige, im Volksmund mit „Gelenkverschleiß“ bezeichnete, schmerzhafte nicht entzündliche Erkrankung der Gelenke wird in der Medizin „Arthrose“ genannt. Die Arthrose liegt an erster Stelle der chronischen

Schmerzerkrankungen in Deutschland. Typisch sind der morgendliche „Anlaufschmerz“ und der „Belastungsschmerz“. In Ruhe lassen die Schmerzen nach. Die Ursachen werden noch immer im Knorpelverschleiß nach jahrelanger Überlastung sowie allgemein im Alterungsprozess vermutet. Neuerdings wird für die Entstehung der Arthrose auch die übermäßige Produktion sogenannter „freier Radikale“ verantwortlich gemacht. Diese entstehen auf natürliche Weise im Körper und können, im Übermaß gebildet, gesunde Zellstrukturen angreifen und oxidieren, das heißt zerstören. Mit Antioxidanzien (zum Beispiel Vitamin E) kann es gelingen, den Zerstörungsprozess aufzuhalten. Wird das arthrotische Gelenk im Übermaß belastet, kann als Folge eine Entzündung (Arthritis) entstehen.

MSM hilft bei weit verbreiteten Schmerzerkrankungen wie Arthrose und Arthritis.

Die mit Abstand häufigste Ursache für die Entzündung mehrerer Gelenke ist das „Gelenkrheuma“ beziehungsweise die rheumatische Polyarthritis. Hier richtet sich das körpereigene Immunsystem gegen das kollagene Bindegewebe der Gelenke und zerstört auf Dauer das Gelenk. Diese Form der degenerativen Gelenkkrankheit wird deshalb auch als Autoimmunerkrankung bezeichnet.

Interessanterweise finden sich im entzündeten Gelenk niedrigere Schwefelkonzentrationen als in gesunden Gelenken. Bei schmerzhaften beziehungsweise entzündlichen Gelenkerkrankungen hilft MSM nun auf folgende Weise: Es reduziert den Knorpelabbau, erhöht die Durchblutung und entspannt verhärtete Muskulatur. Zusätzlich versorgt es das Gelenk mit biologisch aktivem Schwefel und wirkt schmerz- und entzündungslindernd. Erwarten Sie jedoch keine Wunder: MSM ist – und das möchte ich an dieser Stelle noch einmal mit Nachdruck wiederholen – *ein Mittel zur Nahrungsergänzung und kein Medikament*! Tage bis Wochen können vergehen, bis Sie sich wohler fühlen, mehr Energie verspüren und Schmerzen und Entzündungen zurückgehen.

Fibromyalgie-Syndrom

Der Terminus „Fibromyalgie-Syndrom" beschreibt verschiedene Symptome, die von Rheumatologen und Orthopäden früher oft als „Weichteilrheumatismus" bezeichnet wurden. Im Gegensatz zur Arthritis sind nicht die Gelenke betroffen. Vielmehr entwickeln sich im Bereich der weichen Gewebe des Bewegungsapparates (wie Muskulatur, Bänder und Sehnen) zum Teil intensive chronische Schmerzen. Typisch sind *tender points* an Rumpf und Extremitäten, die auf Druck mit Schmerz reagieren. Hinweise für eine Entzündung fehlen in aller Regel und die Blutwerte sind häufig normal. Weiter leiden die Betroffenen unter anderem unter grippeähnlichen Symptomen, Kopfschmerzen, Morgensteifigkeit, Gefühlsstörungen (Parästhesien), morgendlicher Schwellung in den Fingern, Abgeschlagenheit, Müdigkeit und Schlafstörungen.

Die Ursachen sind ungeklärt. Manche Patienten berichten von Infektionen mit Viren, Bakterien oder Parasiten, bevor die Krankheit ausbrach. Andere Erkrankte wiederum erlitten vor Beginn der Fibromyalgie Traumatisierungen durch Autounfälle, Stürze oder Sportverletzungen. Möglicherweise hängt die Krankheitsentstehung mit Nahrungsmittelallergien beziehungsweise -unverträglichkeiten, Störungen des hormonellen Gleichgewichts, Schäden durch übermäßige Bildung freier Radikale oder Reaktionen des Immunsystems auf chronische Vergiftung mit Schwermetallen und anderen toxischen Umweltgiften zusammen.

Mit seiner schmerz- und entzündungshemmenden Wirkung ist MSM eine ausgezeichnete sanfte Alternative zu den wenigen therapeutischen Angeboten der klassischen Medizin, die mit unterschiedlichen Nebenwirkungen behaftet sind. Die durchweg guten Ergebnisse einer solchen Nahrungsergänzung beim Fibromyalgie-Syndrom lassen sich noch nicht abschließend erklären. Wahrscheinlich spielt neben der Entzündungshemmung und Muskelentspannung die Ankurbelung körpereigener entgiftender Prozesse eine wesentliche Rolle.

Karpaltunnelsyndrom

Das Handgelenk wird von den Handwurzelknochen, den Karpalen, zusammen mit Elle und Speiche gebildet. Die Karpale bilden an der handgelenksnahen Handinnenseite eine knöcherne Rinne, die von Bändern überspannt den Karpaltunnel bildet. In ihm verläuft der Medianusnerv, der die Greiffunktion des Daumens steuert. Kommt es zu einer Verengung des Karpaltunnels, so wird der Medianusnerv komprimiert. Eine solche dauerhafte Verengung führt zu einer Schädigung des Nervs, zu Sensibilitätsstörungen in den Fingern und Kraftminderung im Daumen. Im Allgemeinen beginnt die Störung mit nächtlichen prickelnden Schmerzen in der betroffenen Hand, später auch tagsüber. Die Ursachen sind vielfältig. Als Auslöser spielt die chronische mechanische Überlastung mit entzündlicher

Absender:

Name

Straße / Hausnr.

PLZ Ort

Land

Telefon

Telefax

E-Mail

Bitte ausreichend frankieren

Deutsche Post

ANTWORT

VAK Verlags GmbH
Eschbachstraße 5
79199 Kirchzarten
Deutschland

Schwellung des Bindegewebes im Bereich des Karpaltunnels eine wesentliche Rolle.

Eine möglichst frühzeitige Gabe von MSM hat den Vorteil, dass die entzündliche Schwellung zurückgeht und der Nerv entlastet wird. Eine Kombination mit äußerlicher Anwendung von MSM oder DMSO ist sinnvoll.

Rückenschmerzen

Laut Umfragen leiden etwa 70 Prozent aller Deutschen einmal im Jahr unter Rückenschmerzen. 10 Prozent sind chronisch von Rückenschmerzen betroffen. Die Ursachen sind vielschichtig:

- Degenerative Veränderungen an den Wirbelgelenken, einschließlich Arthrose und Arthritis,
- Vorwölbungen und Vorfälle der Bandscheibe,
- Verletzungen und Überdehnungen der Bänder, die zum einen die Wirbelkörper untereinander verbinden und zum anderen die Muskulatur an den Wirbeln befestigen,
- Osteoporose mit typischer Entkalkung der Wirbelknochen und (Zusammen-) Bruch der Wirbelkörper,
- Verrenkungen der Wirbelgelenke (*Luxation*),
- andere Faktoren (wie Stress, Muskelverspannungen, Vitaminmangel, Nervenentzündungen usw.).

Die klassische medikamentöse Therapie bei Rückenschmerzen beinhaltet hauptsächlich Schmerzhemmer, Entzündungsblocker und Medikamente zur Muskelentspannung. Bei Nervenkompression ist eine Operation sinnvoll.

Bei chronischen Rückenschmerzen ist die längerfristige Einnahme auch höherer Dosierungen von MSM unbedingt erwägenswert. Es vermag zwar die vorgewölbte Bandscheibe nicht zu verkleinern und sonstige defekte Strukturen des Rückens nicht zu erneuern, aber es kann die Entzündung, die über eine Schwellung auf die Nerven drückt und Schmerzen hervorruft, bekämpfen. Schmerzlinderung, Muskelentspannung und die Verbesserung der Durchblutung ohne Risiken sind weitere Vorteile dieser Schwefelverbindung gegenüber herkömmlicher medikamentöser Therapie.

Schleimbeutel-, Sehnen- und Sehnenscheidenentzündungen

Schleimbeutel befinden sich an Körperstellen, die ständig der Reibung oder dem Druck durch Bewegungen von Weichteilen gegen Knochen ausgesetzt sind. Dazu gehören vor allem die großen Gelenke und die sie bedeckende Muskulatur. Wichtige Schleimbeutel besitzen die Knie, die Schultern und die Ellenbogen. Sie befinden sich auch an den Großzehballen und im seitlichen, äußeren Bereich des Hüftgelenks. Die akute Entzündung des Schleimbeutels (*Bursitis*) äußert sich in Druckempfindlichkeit, lokaler Rötung mit vermehrter Wärme und Schwellung. Schmerzen treten in erster Linie belastungsabhängig auf. Neben Prellungen und Überlastungen führen auch kleine Wunden mit nachfolgenden eitrigen Infektionen zur Schleimbeutelentzündung. Bei der letztgenannten eitrigen Art der Schleimbeutelentzündung muss grundsätzlich auf jeden Fall die Frage einer antibiotischen Therapie vom Arzt oder der Ärztin abgeklärt werden.

Sehnenscheiden bilden die „Gleitlager“ für Sehnen und sitzen vorzugsweise über Gelenken. Hier fällt ihnen die Aufgabe zu, die Sehne bei ihrer Richtungsänderung über den Gelenken zu führen. Meist tritt die Entzündung der Sehnenscheide (*Tendovaginitis*) infolge akuter oder chronischer Überanstrengungen durch mechanische Reizung auf. Die oft sehr schmerzhafte aktive Sehnenbewegung ist durch das typische knirschende und reibende Geräusch (*Krepitation*) gekennzeichnet. Dieses Knirschen lässt sich meist bei Bewegung der Sehne eindrucksvoll ertasten.

Auch die Sehne selbst kann sich durch mechanische Überbeanspruchung entzünden (*Tendinitis*). Besonders gelenknahe Bereiche, wo Sehnen in den Knochen übergehen, sind für schmerzhafte Entzündungen (etwa *Epicondylitis*) äußerst anfällig. Die häufigsten Auslöser für akute oder chronische Entzündungen der Schleimbeutel, Sehnen- und Sehnenscheiden sind mechanische Überlastungen. Hier hat sich die Empfehlung einer oralen Nahrungsergänzung mit MSM in Kombination mit einer äußerlichen Anwendung von DMSO oder einem MSM-haltigen Gel sehr bewährt. Anfangs muss eventuell eine höhere Dosierung der täglich eingenommenen Menge an MSM gewählt werden (siehe Einnahmeempfehlungen, Seite 77ff.).

KAPITEL 6

Sportverletzungen

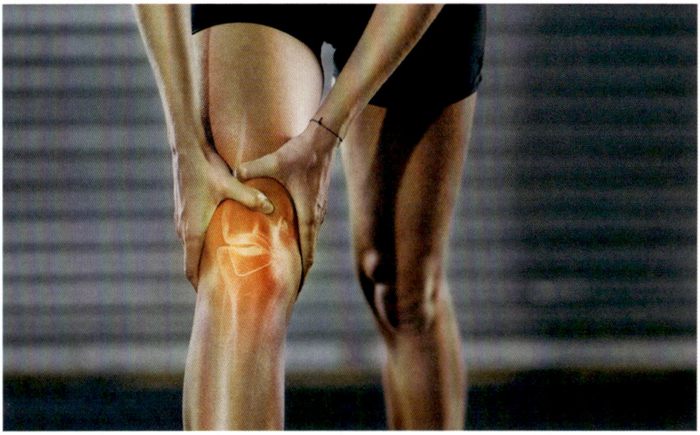

Verspannungen, Zerrungen und Schmerzen der Muskulatur

Ob Hobby- oder Leistungssportler, keiner ist vor Verletzungen gefeit. Im direkten Kontakt mit dem Gegner, aber auch ohne Fremdeinwirkung, erleiden Sportlerinnen und Sportler sehr häufig Muskelverletzungen. Durch die damit verbundenen Bewegungsschmerzen werden sie gezwungen, eine unter Umständen längere Pause mit Schonung der Muskulatur einzulegen. Zwar kann sich der Muskel bei Schonung und Ruhe erholen, aber allzu leicht wird dieser

Vorteil zum Nachteil, wenn er Sporttreibende zu lange zwingt, inaktiv zu sein. Schnell verlieren Verletzte ihr mühsam erarbeitetes Fitnessniveau und im schlimmsten Fall droht Verlust der Muskelkraft und -masse.

Im Hinblick auf Beschwerden und Verletzungen des Bewegungsapparates ist die Einnahme von MSM sehr zu empfehlen – vorbeugend, akut und längerfristig.

Über die Ankurbelung der Durchblutung, eine vermehrte Muskelentspannung durch Einnahme von MSM sowie seine schmerzlindernde und entzündungshemmende Wirkung wird der Heilungsprozess sinnvoll unterstützt. Auch bei absoluter Schmerzfreiheit behalten Betroffene das Gefühl für die verletzte Muskelstruktur, sodass sich die Gefahr der vorzeitigen Überbelastung deutlich reduziert. Eine großflächige lokale Anwendung von DMSO oder MSM sei auch hier unbedingt empfohlen. Meine Erfahrung zeigt zudem, dass Sportlerinnen und Sportler bei regelmäßiger vorbeugender Einnahme von MSM allgemein weniger verletzungsanfällig sind.

Bänderdehnungen und Verstauchungen

Die Sprung- und Kniegelenke sind oft von Bänderdehnungen beziehungsweise Verstauchungen betroffen. Um den Heilungsprozess zu beschleunigen, haben Orthopädinnen und Sportmediziner nach Ausschluss von Bänderrissen, Kapselverletzungen und Knochenabsplitterungen ganz unterschiedliche Therapiestrategien entwickelt. Aus den bekannten Gründen der positiven Wirkungen auf Schmerz, Entzündung und Gewebsschwellung ist hier ebenfalls ein Versuch von oraler und lokaler Anwendung von MSM zu empfehlen.

KAPITEL 7

Verdauungsstörungen

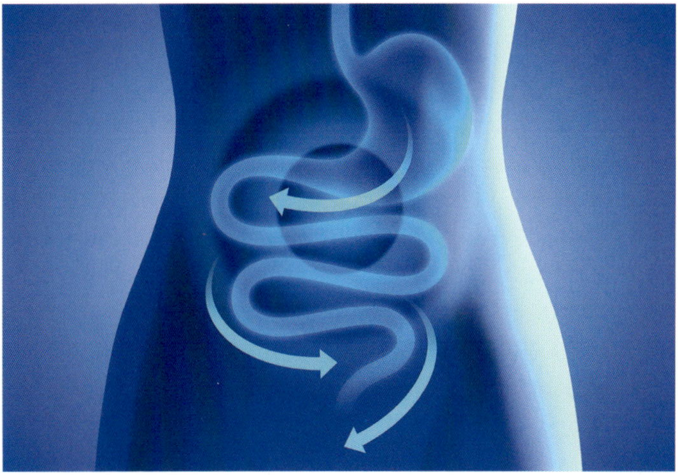

Eine ganze Reihe von Beschwerden des Magen-Darm-Traktes sprechen günstig auf die Einnahme von MSM an. Bevor Sie beginnen, Ihrer täglichen Nahrung diese Schwefelverbindung hinzuzufügen, sollten Sie die Ursache Ihrer Beschwerden ärztlich abklären lassen. In jedem Fall ist der Ausschluss einer ernsthaften Erkrankung des Verdauungstraktes ratsam, da sich hinter vermeintlich leichten Befindlichkeitsstörungen im Bauch oder beim Stuhlgang dringend ärztlich behandlungsbedürftige Krankheiten verbergen können.

In den USA trinken manche Menschen bei den verschiedensten Verdauungsbeschwerden schluckweise mit Wasser verdünntes DMSO. Zwar ist der Erfolg in einzelnen Fällen frappierend, aber der starke knoblauchähnliche Geschmack und der Körpergeruch sind sehr unangenehm. Da keine verlässlichen Regeln zur Verdünnung existieren und nach der Aufnahme zu stark konzentrierter Lösungen gelegentlich Nebenwirkungen auftraten, rate ich von der oralen Anwendung von DMSO ab!

Schleimhautreizungen

Reizungen der Schleimhaut des gesamten Verdauungstraktes bieten immer wieder eine Gelegenheit, sich von den Vorteilen einer Nahrungsergänzung mit MSM zu überzeugen.

Leichtes Sodbrennen, Völlegefühl im Oberbauch während oder nach dem Essen, häufig wiederkehrende ziehende oder auch krampfartige Bauchbeschwerden und Durchfälle, gelegentliche Schleimbeimengungen im Stuhl sind Hinweise auf eine gereizte Schleimhaut der Verdauungsorgane.

Nehmen Sie mehrere kleinere Dosen von MSM über den Tag verteilt, so kann bereits nach Tagen Erleichterung eintreten. Bisweilen ist jedoch mehr Geduld erforderlich und Wochen können vergehen, bis Sie eine deutliche Verbesserung verspüren.

Der Erfahrungsaustausch mit meinen Kolleginnen und Kollegen bestätigt meine Beobachtung, dass MSM auch von Patientinnen und Patienten mit Magen- oder mit Zwölffingerdarmgeschwüren, *Colitis ulcerosa* und *Morbus Crohn* zusätzlich genommen werden kann und gute Ergebnisse erzielt.

Es sei an dieser Stelle besonders erwähnt, dass die Schwefelverbindung eingenommen werden kann, ohne dass man eine Schädigung natürlicher Körperfunktionen befürchten muss. Das lokale Säure-Basen-Milieu und selbstverständlich auch die Schleimhaut des Verdauungstraktes reagieren auf eine regelmäßige Einnahme von MSM in keiner Weise nachteilig.

Chronische Verstopfung

Die klassische Medizin definiert die chronische Verstopfung (chronische Obstipation) als eine Entleerungsstörung, bei der das Ereignis erfolgreicher Stuhlgänge nur alle drei Tage oder seltener stattfindet. Die Ursachen sind mannigfaltig und oftmals wird von ärztlicher Seite keine eigentliche Ursache entdeckt, sodass Betroffene nur verschiedene Hinweise zur Änderung von Ernährungs- und Lebensgewohnheiten erhalten. Dazu gehören unter anderem ballaststoffreiche Ernährung, mehr körperliche Bewegung, Bauchmassagen und eine ausreichende tägliche Flüssigkeitsaufnahme. Sollten Sie nach ärztlicher Untersuchung und trotz dieser Maßnahmen keine ausreichende tägliche Stuhlentleerung erreichen, ist ein Versuch mit MSM ratsam. Am besten lösen Sie 0,5 bis 2 Gramm MSM-Pulver in etwa einem Liter Wasser auf und trinken diese Lösung schluckweise über den Tag verteilt. Da sich ein Teil des Pulvers leicht am Boden des Flüssigkeitsbehälters niederschlägt, empfehle ich, die Lösung jeweils vor dem Trinken zu schütteln oder umzurühren.

KAPITEL 8

Harnwegserkrankungen

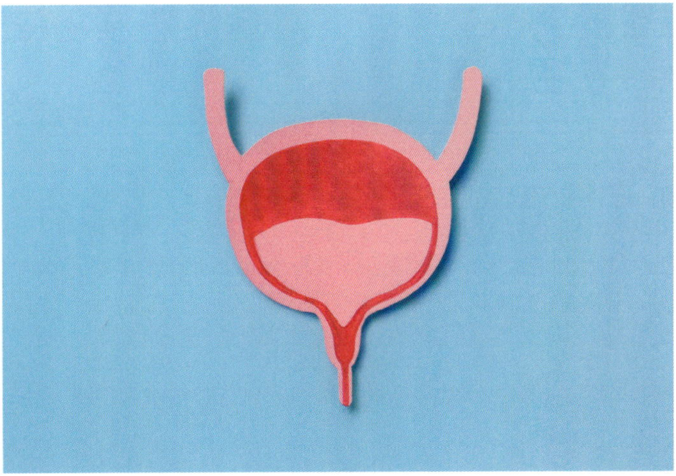

DMSO und MSM werden vom Gewebe des menschlichen Körpers, das besonders viel Wasser enthält, stark angezogen. Man spricht in diesem Zusammenhang auch von einer „Wasseraffinität" dieser organischen Schwefelsubstanzen.

Schon Mitte der 1970er-Jahre erhielt die amerikanische Firma *Research Industries Corporation of Salt Lake City* im Bundesstaat Utah von der amerikanischen Zulassungs- und Aufsichtsbehörde FDA (*Food and Drug Administration*) die Genehmigung, DMSO als Medikament für die Behandlung einer schweren chronischen Verlaufsform der Blasenentzündung, der interstitiellen Zystitis, zu vertreiben. Grund für die Zulassung war das eindrucksvolle Ergebnis einer Studie, das auch nicht annähernd von irgendeiner anderen pharmakologischen Substanz erzielt wurde.

In den USA wurde die Schwefelverbindung DMSO aufgrund überzeugender Forschungsergebnisse als Medikament gegen Blasenentzündung zugelassen.

Im Durchschnitt verzeichneten die wissenschaftlichen Leiter der Studie bei fast 60 Prozent der Betroffenen gute bis exzellente Ergebnisse. Immer wiederkehrende akute Blasenentzündungen können in die gefürchtete chronische Verlaufsform der sehr schmerzhaften interstitiellen Zystitis überleiten, falls es nicht gelingt, die einzelnen akuten Entzündungen erfolgreich zu behandeln und auszuheilen. Träger von Dauerkathetern sind hier besonders häufig betroffen. Bei einer „normalen" unkomplizierten Blasenentzündung ist lediglich die Schleimhaut als oberste Schicht des Inneren der Blasenwand betroffen. Hält die Entzündung an und folgen in kurzer Zeit neue entzündliche Reize, so sind im späteren Stadium der Entzündung schließlich alle tieferen Schichten der Blase beteiligt. Am Ende droht eine narbige Blasenschrumpfung mit einem dramatisch reduzierten Fassungsvolumen der Blase von etwa 50 Millilitern (normalerweise sind es 300 bis 500 Milliliter).

Es ist bemerkenswert, dass DMSO in dieser bedrohlichen Situation in fast zwei Drittel der Fälle hilft. Dazu bringt ein Arzt oder eine Ärztin diese Substanz über einen Katheter verdünnt in die Blase ein und belässt sie dort für etwa

15 Minuten. Diese Prozedur der Blasenwaschung sollte ein- bis zweimal wöchentlich über insgesamt acht Wochen erfolgen. Bei Bedarf wird der Behandlungszyklus wiederholt. Frühzeitig angewendet kann die Schwefelverbindung oftmals die Blasenschrumpfung verhindern. Im Spätstadium eingesetzt hilft sie, die Schmerzen zu lindern und die Infektionsrate zu senken, sodass der Teufelskreis aus Entzündung mit nachfolgender narbiger Schrumpfung möglicherweise endgültig unterbrochen werden kann.

Ein Teil dieser erstaunlichen Hilfe durch DMSO ist sicherlich auch der Wirkung von MSM zuzuschreiben. Dieses entsteht als ein Stoffwechselprodukt direkt aus DMSO, nachdem Letzteres in den Körper gelangt ist. Wird MSM gleichzeitig oral verabreicht, so kann bei schwerster Blasenentzündung die überaus positive Wirkung der oben beschriebenen Blasenwaschung weiter verbessert werden. 1994 erkannte der amerikanische Urologe Stacy Childs von der *University of Alabama-Tuscaloosa*, dass die ausschließliche Anwendung von MSM bei chronischer Blasenentzündung vergleichbar gute Ergebnisse lieferte wie die alleinige Blasenwaschung mit DMSO. Allerdings handelt es sich nur um eine kleine Studie und weitere Untersuchungen sind sicher notwendig.

Die bekannten Prinzipien, nach denen MSM seine heilenden Wirkungen im Körper entfaltet, liefern für diese Beobachtungen gute Erklärungsmöglichkeiten: Die Substanz ist wasserlöslich und konzentriert sich besonders in den Geweben und Organen wie Niere und Harnblase, die viel Wasser enthalten. Sie wirkt schmerzlindernd und entspannend. Zugleich hat sie abschwellende und entzündungshemmende Eigenschaften. All diese Eigenschaften sind bei der Behandlung entzündlicher Erkrankungen der Nieren und der Blase von großem therapeutischen Nutzen.

Deshalb ist nach ärztlicher Abklärung der Beschwerden bei Entzündungen der ableitenden Harnwege eine solche Nahrungsergänzung sinnvoll und empfehlenswert.

KAPITEL 9

Autoimmunerkrankungen

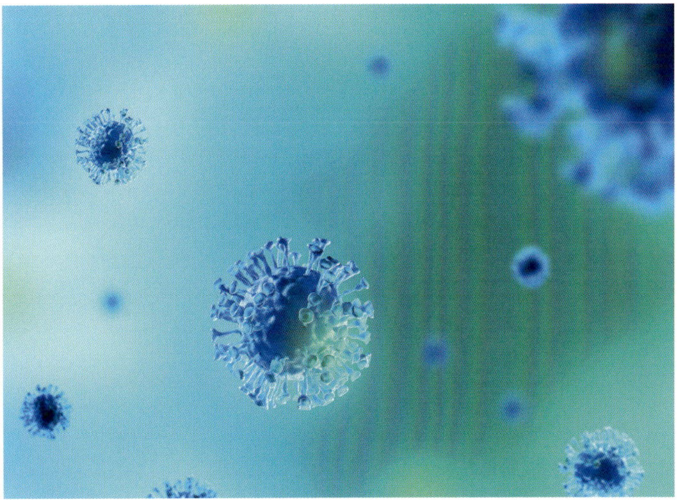

Die erfolgreiche Arbeit des Immunsystems des Menschen beruht grundsätzlich auf seiner Fähigkeit, zwischen körpereigenen und körperfremden Substanzen zu unterscheiden. Körperfremde Substanzen, gegen die sich die Abwehrarbeit des Immunsystems normalerweise richtet, werden als „Antigene" bezeichnet. Diese werden vom Körper mithilfe von selbst gebildeten Antikörpern unschädlich gemacht. Die Bindung von Antikörpern an Antigene erzeugt

Abwehrreaktionen des Körpers, die letzten Endes zu einer Elimination des fremden Eindringlings führen.

Aus unterschiedlichen Gründen kann das Immunsystem in seiner Unterscheidungsfähigkeit nachhaltig geschwächt werden und ernsthaft erkranken. Das Immunsystem begrenzt dann seine Abwehr nicht mehr ausschließlich auf körperfremde Substanzen, sondern es beginnt fatalerweise, sein Augenmerk auf körpereigene Strukturen zu richten und Antikörper gegen diese zu bilden. Eine solche Autoaggression des Immunsystems kann sich dabei gegen einzelne Organe richten (wie etwa gegen die Schilddrüse, den Magen oder die Nebenniere) oder gegen verschiedene Körpergewebe gleichzeitig. Die Verbindung aus Antikörper und Antigen lagert sich manchmal als zirkulierender Immunkomplex an unterschiedliche Körperstrukturen an und schädigt diese noch zusätzlich (zum Beispiel in den Nieren).

Der Medizin sind mittlerweile zahlreiche Autoimmunerkrankungen bekannt.

Sklerodermie

Ein Beispiel für eine besonders schwere Autoimmunkrankheit ist die Sklerodermie oder (medizinisch genauer ausgedrückt) die progressive systemische Sklerose. Im Verlauf dieser Erkrankung entwickelt sich eine schmerzhafte Verhärtung der Haut, die oft zu enormen Behinderungen und Entstellungen führt. Die Haut wird wachsartig glatt und hart. Die Krankheitsbezeichnung „Sklerodermie" beschreibt genau diesen Vorgang. Es entsteht das typische mimik- und ausdruckslose Maskengesicht. Die Finger werden dünn und unbeweglich. Im fortgeschrittenen Stadium werden die Finger in Beugestellung fixiert. Greift die Krankheit auf die inneren Organe über, so kommt es über eine multiple Schwächung der betroffenen Organe zu Organversagen und die Patientin oder der Patient stirbt.

Die Ursache der Sklerodermie ist unbekannt. Wissenschaftler vermuten, dass eine genetische Disposition, zu viel Stress und chronische Belastungen mit Umweltgiften eine Rolle bei der Entstehung spielen könnten. Eine nebenwirkungsarme und wirksame Therapie ist bislang nicht entwickelt worden.

In Russland allerdings wird DMSO mit Erfolg bei Sklerodermie eingesetzt und die Fallberichte aus den USA häufen sich, wonach mit MSM (innerlich und äußerlich angewendet) eine deutliche Zunahme der Hautelastizität und Gelenkbeweglichkeit erzielbar ist.

Ich habe in meiner Praxis keine Erfahrung mit der Behandlung von Sklerodermie. Allerdings gewann ich nach dem Studium der Literatur und anderer Quellen den Eindruck, dass es sich bei der Therapie mit DMSO und MSM um eine aussichtsreiche Behandlungsweise handeln könnte. Deshalb möchte ich es nicht versäumen, auf die Möglichkeit einer solchen sanften und eventuell sehr effektiven Therapie hinzuweisen.

Lupus erythematodes

Diese Krankheit gehört ebenfalls zur Gruppe der Autoimmunerkrankungen und kann einen ähnlich gefährlichen Verlauf mit tödlichem Ausgang nehmen wie die Sklerodermie. Lupus erythematodes befällt zwar auch das Bindegewebe, aber im Vordergrund stehen hier (im Vergleich zur Sklerodermie) Beschwerden durch schmerzhafte Entzündungen der Haut ohne wachsartige Verhärtung.

Die Prognose hängt letztlich stark vom Ausmaß der Schädigungen durch zirkulierende Immunkomplexe in den Organen und Gefäßen ab. Eingelagerte Immunkomplexe führen zu teilweise schweren Entzündungen befallener Organe und Gefäße, sodass Betroffene Gefahr laufen, an Durchblutungsstörungen mit Organversagen zu sterben. Auch wenn die Ursachen vielfältig sind und die Medizin bis heute kein klares Verständnis der Krankheitsgenese mit therapeutischen Konsequenzen entwickelt hat, scheint klar zu sein, dass Lupus durch Medikamente entstehen kann. Beruhigungsmittel und Antibiotika stehen ebenso auf der Liste der infrage kommenden Pharmaka wie die Pille zur Empfängnisverhütung.

Auch bei schweren Autoimmunerkrankungen wie Lupus gilt: MSM als Nahrungsergänzung kann die Lebensqualität verbessern.

Meine Empfehlung für an Lupus erkrankte Patientinnen und Patienten lautet ähnlich wie die für von Sklerodermie Betroffene: Menschen mit Lupus erythematodes sollten unbedingt versuchen, MSM als Nahrungsergänzung einzusetzen. Die positiven Effekte dieser einfachen und sicheren Maßnahme könnten im Einzelfall von großer Bedeutung sein und zumindest die Lebensqualität entscheidend verbessern.

KAPITEL 10

Gesundheit, die man essen kann – für Haut und Haare

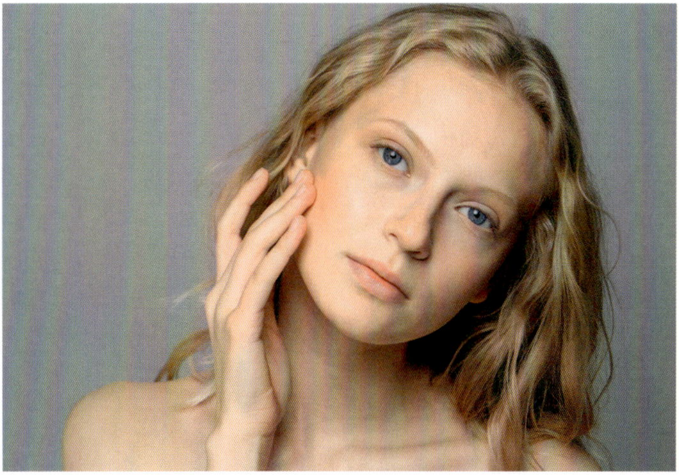

Die höchsten Schwefelkonzentrationen befinden sich vor allem in Haut, Haaren und Nägeln. Da MSM zu einem Drittel aus Schwefel besteht, ist es nicht weiter verwunderlich, dass es (zusätzlich zu seinen zahlreichen anderen positiven Wirkungen) über seinen Schwefelgehalt auch direkt für die Gesundheit von Haut, Haaren und Nägeln sorgen kann.

Schwefel wird oft als das „Schönheitsmineral“ bezeichnet. Dass MSM auch auf dem Gebiet der Kosmetik von innen Positives zu leisten vermag, ist leicht zu erklären. Die Haut und ihre Anhangsgebilde (Haare, Nägel) haben einen hohen Gehalt an Cystein. Dies ist eine der schwefelhaltigen Aminosäuren und wesentlicher Ausgangsstoff bei der Bildung des Hornstoffes Keratin, des eiweißreichen Gerüststoffs der Haare und Nägel. Keratin verleiht den Nägeln Festigkeit und Härte. Haare werden durch vermehrte Keratinbildung dicker und widerstandsfähiger, das heißt, sie brechen nicht mehr so leicht. Manche Menschen berichten, dass ihre Haare besser wachsen und sie weniger Falten im Gesicht haben – dank regelmäßiger Einnahme von MSM. – Gerüchte? Probieren Sie es doch selbst und bilden Sie sich Ihre eigene Meinung!

Bei Neigung zu Ekzemen mit trockener und leicht reizbarer Haut, aber auch bei anderen Befindlichkeitsstörungen der Haut ist der Versuch einer Linderung mit MSM in jedem Fall sinnvoll. Am besten kombinieren Sie die innerliche und äußerliche Anwendung und trinken es in Wasser gelöst und reiben sich mit der gleichen Lösung regelmäßig ein. Viele Menschen taten das mit großem Erfolg, warum nicht auch Sie?

KAPITEL 11

Kopfschmerzen

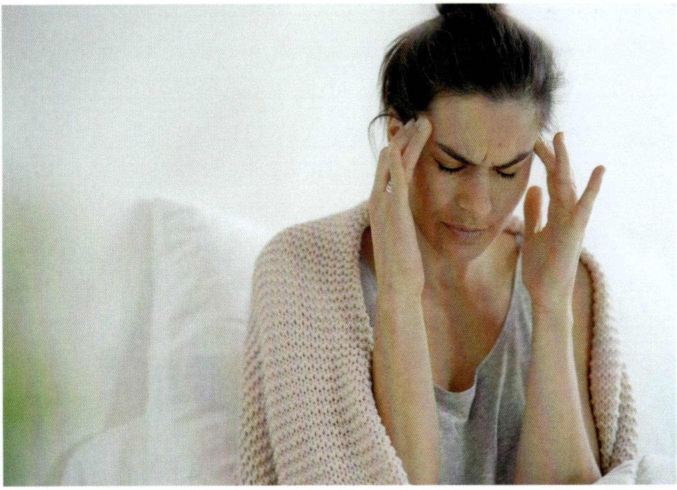

70 Prozent aller Deutschen leiden gelegentlich unter Kopfschmerzen und 15 Prozent sind von Migräne betroffen. Die Mehrzahl der Kopfschmerzen wird durch eine Kombination aus Muskelverspannungen, vor allem im Nackenbereich, und Veränderungen der Spannung in den Wänden der zum Gehirn laufenden Gefäße erzeugt. Ein Übermaß an Spannung verbirgt sich am häufigsten als grundlegendes Phänomen hinter der breiten Palette von Auslösern, die für

chronische Kopfschmerzen verantwortlich sind. Dazu gehören übermäßiger Stress mit der Folge des Mehrverbrauchs von Mikronährstoffen, Müdigkeit und Erschöpfung, Fehlhaltung beziehungsweise Fehlstellung der Halswirbelsäule und der Kiefergelenke mit Überlastung von Bändern und Muskulatur sowie Probleme der Augen. Störungen des Verdauungstraktes und verminderte Wiederaufnahme wichtiger Antioxidanzien wie etwa Vitamine, Mineralstoffe und Spurenelemente müssen ebenso genannt werden wie prämenstruelle Beschwerden.

Blutdruckschwankungen sind eine weitere ernst zu nehmende Ursache. Deutlich zu niedriger Blutdruck und das Gegenteil, der Bluthochdruck, müssen als Ursache dringend erkannt und behandelt werden. Deshalb empfehle ich bei wiederkehrenden Kopfschmerzen unbedingt den Gang zum Arzt, bevor zur Selbstmedikation gegriffen wird!

Fachleute gehen außerdem davon aus, dass durch zu häufige hochdosierte Einnahme von Schmerzmitteln ein sogenannter „Rebound-Effekt" eintreten kann, der genau das Gegenteil dessen bewirkt, was Betroffene mit ihrer Einnahme bewirken wollen – nämlich Kopfschmerzen. Diese fatale Reaktion wird mit einem Gewöhnungseffekt erklärt, der wie die Abhängigkeit Süchtiger funktioniert. Wird die regelmäßige Einnahme eines oder mehrerer Schmerzmittel unterbrochen, entstehen Entzugssymptome. Zu dieser Entzugssymptomatik gehört vor allem der Kopfschmerz in seiner stärksten Form. Daraufhin wird meist wieder zum nächsten Schmerzmittel gegriffen. Der unheilvolle Kreislauf aus Schmerz und Abhängigkeit ist geschlossen.

Chronische Kopfschmerzen

Falls Sie MSM bereits bei Kopfschmerzen ausprobiert haben, werden Sie wahrscheinlich enttäuscht sein. Die wichtigste Eigenschaft klassischer Schmerzmittel besitzt es nicht: Es lindert den Schmerz nicht innerhalb weniger Minuten. Auch wenn einige Patientinnen und Patienten tatsächlich in kurzer Zeit durch diese Substanz Schmerzlinderung erfahren, gehört die schnelle Wirkung nicht zu ihren herausragendsten Eigenschaften. Bedenken Sie bitte, dass es sich hierbei um eine Nahrungsergänzung handelt, die – regelmäßige Einnahme vorausgesetzt – ganz allmählich und in individuell unterschiedlichem Maße gesundheitsfördernde Wirkungen entfalten kann.

Regelmäßig angewendet kann MSM auch Spannungen abbauen und Muskelverkrampfungen mindern. Mit seinen schmerz- und entzündungshemmenden Eigenschaften kann es an verschiedenen Stellen im Körper dazu beitragen, dass schmerzfördernde Impulse erst gar nicht entstehen beziehungsweise an das Gehirn weitergeleitet werden. Kopfschmerzen haben keinesfalls immer ihren Ursprung im Kopf. Fachleute gehen neuerdings davon aus, dass der Bauch mit seinen Verdauungsorganen aufgrund engster nervaler Verknüpfungen mit dem Gehirn viel häufiger an der Entstehung des Kopfschmerzes beteiligt ist, als bislang angenommen. Bestes Beispiel ist das prämenstruelle Syndrom (PMS). Hier werden zu Beginn der Regelblutung Impulse über Verspannungen und Verkrampfungen aus dem Bauch ins Gehirn übertragen, die schließlich Kopfschmerzen erzeugen. Zusätzlich zur regelmäßigen Ergänzung der Nahrung mit

MSM bei chronischen Kopfschmerzen sei an dieser Stelle unbedingt der Vorteil der äußerlichen Anwendung von DMSO-Gel oder MSM-haltigen Cremes und Lotionen erwähnt. Ich beobachte häufig eine gegenseitige Verstärkung der Wirkung im Sinne eines positiven Synergismus. Tragen Sie MSM am Ort des größten Spannungsgefühls beziehungsweise Schmerzempfindens dünn, aber großflächig auf. Die Förderung der Durchblutung und Entspannung unterstützt die innere Wirkung der Schwefelverbindung nachhaltig.

Gegen die „Volkskrankheit" Kopfschmerzen:
MSM langfristig und regelmäßig einnehmen!

Interessanterweise geben einige Patientinnen und Patienten an, durch alleinige äußerliche Anwendung von DMSO beziehungsweise MSM ausreichend Hilfe bei Kopfschmerzen erfahren zu haben. Sollten Sie es, aus welchen Gründen auch immer, vorziehen, MSM lokal aufzutragen, so könnten Sie damit ebenso erfolgreich sein. In der Tat leiden einige, wenn auch wenige Menschen bei regelmäßiger MSM-Zufuhr unter einer vermehrten Gasbildung im Darm. Falls die verschiedenen Möglichkeiten (siehe Seite 78f.) zur Verhinderung dieser unangenehmen Nebenwirkung wider Erwarten nichts bewirken sollten, stellt für Betroffene die *äußerliche* Anwendung von MSM eine gute Alternative dar.

KAPITEL 12

Schnarchen

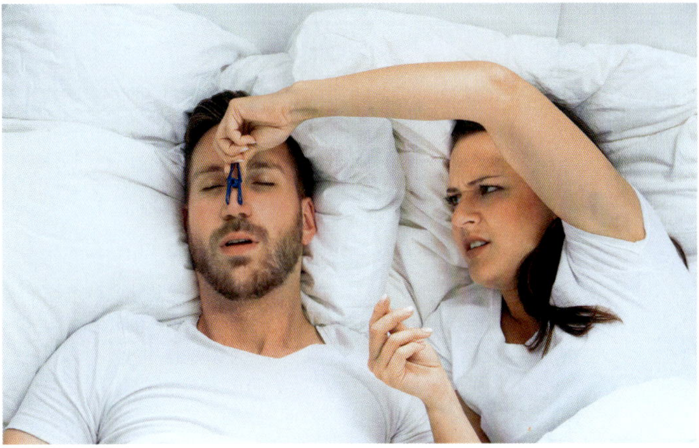

Lageabhängige Flatterbewegungen des erschlafften Gaumensegels in gewissen Schlafphasen erzeugen das ruhestörende Geräusch, das als „Schnarchen" bezeichnet wird. Zu spätes Essen, Alkohol und Schlafmittel fördern die Bereitschaft, zu schnarchen. Zuweilen steigert sich dieses Geräusch bis zu einem über den Schlafraum hinaus vernehmbaren Lärm. Die Schnarchenden selbst merken davon in aller Regel nichts. In erster Linie steht bei den negativen Auswirkungen des Schnarchens die Ruhestörung der Angehörigen im Vordergrund. Treten neben dem Schnarchen Zeiten von kurzen Atemunterbrechungen von mehr als zehn Sekunden Dauer auf, so kann das Schnarchen auch für die Schnarchenden selbst unangenehme Folgen haben. Die Medizin bezeichnet diese Phasen als sogenanntes „Schlafapnoesyndrom". Durch die damit verbundene mangelhafte Sauerstoffversorgung des Gehirns können vielfältige Gesundheitsrisiken entstehen. Ob es sich im Einzelfall tatsächlich um ein behandlungsbedürftiges Apnoesyndrom handelt, muss unter ärztlicher Aufsicht in einem Schlaflabor abgeklärt werden.

Erfolgsrezept gegen Schnarchen

Schnarchende ohne diese auffälligen Atemstillstandsphasen sollten ihrer Umwelt zuliebe (und um morgens erfrischter und ausgeruhter aufzuwachen) die folgende Behandlung ausprobieren.

Stellen Sie eine gesättigte MSM-Lösung her: Lösen Sie unter stetigem Umrühren Pulver in lauwarmem Wasser auf, bis sich MSM am Boden niederzuschlagen beginnt.

- Gurgeln Sie etwa 15 Minuten vor dem Schlafengehen mit dieser Lösung, für etwa 3 Minuten.
- Wiederholen Sie dieses Prozedere jeden Abend vor dem Schlafengehen, bis beim Schlafen Ruhe eintritt; eventuell benötigen Sie dafür ein paar Wochen Geduld.
- Falls der Erfolg nachzulassen droht, beginnen Sie von Neuem.
- Sollten Ihre Bemühungen mit dem alleinigen Gurgeln von MSM erfolglos bleiben, versuchen Sie die Kombination aus Gurgeln und schluckweisem Trinken, bevor Sie die Flinte ins Korn werfen.

Ein Nasenspray mit MSM zur Behandlung des Schnarchens ist in den USA übrigens zum Patent angemeldet worden.

KAPITEL 13

Hilfe bei Allergien

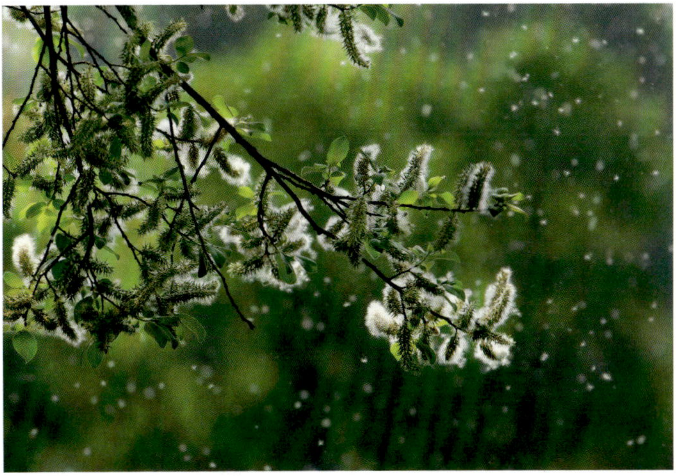

Allergien auf tierische und pflanzliche Stoffe sowie auf Nahrungsmittel, Zusatzstoffe und Medikamente sind heutzutage ein weit verbreitetes Leiden. Obwohl die Medizin in den letzten Jahrzehnten zweifellos Erfolge in der Behandlung von Allergien erzielen konnte, leiden Millionen unter den mitunter zeitraubenden und kostspieligen Behandlungen sowie unter dem Diktat der regelmäßigen Einnahme antiallergischer Medikamente, die oft keine hundertprozentige Befreiung von lästigen allergischen Symptomen gewährleisten. Andererseits ist vielen Menschen noch gar nicht bewusst, dass ihrer ständigen Anfälligkeit für Nebenhöhlenentzündungen eine allergische Reaktion zugrunde liegt.

Mehr zufällig beobachteten viele Menschen, die MSM zur täglichen gesunden Ergänzung ihrer Ernährung einnahmen, dass sich zum Beispiel nicht nur ihre Arthrose besserte, sondern auch ihr Heuschnupfen. In vielen Fällen treten positive Nebenwirkungen wie diese eher langsam und schleichend auf, sodass sie anfangs oft unbemerkt bleiben. Erst wenn die gewohnheitsmäßige Einnahme antiallergischer Medikamente im Frühjahr ausbleiben oder reduziert werden kann, wird den Betroffenen bewusst, dass MSM noch weitere Vorteile für sie hat.

Eine Praxiserfahrung, die auffiel:
MSM hilft auch gegen Heuschnupfen.

So erging es in der Vergangenheit einer ganzen Reihe von Patientinnen und Patienten in meiner Praxis und in den Praxen befreundeter Therapeutinnen und Therapeuten, sodass ich diese Substanz mittlerweile bei Allergien, insbesondere bei jahreszeitlich bedingtem Heuschnupfen, direkt empfehle.

Wie im Kapitel „Schnarchen“ näher beschrieben, kann es beim Heuschnupfen auch günstig sein, mit einer gesättigten MSM-Lösung vor dem Schlafengehen (und eventuell auch morgens) zusätzlich zu seiner Einnahme einige Minuten lang zu gurgeln.

KAPITEL 14

Entgiftung

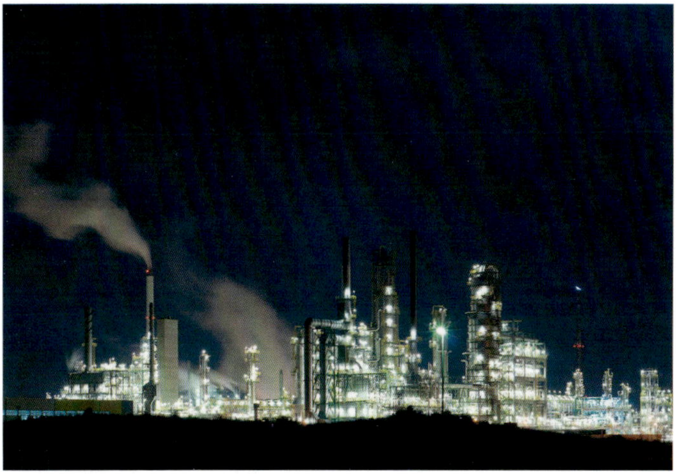

In der heutigen Zeit ist der Mensch einer nie zuvor erreichten Menge möglicherweise giftiger chemischer Substanzen ausgesetzt. Der *Chemical Abstract Service*, ein Verzeichnis aller von Chemikern hergestellten Verbindungen, dokumentierte 1954 etwa 600.000 chemische Substanzen, die bis zu diesem Zeitpunkt bekannt waren. In den nachfolgenden Jahren entwickelte sich die Chemie rasend schnell, sodass allein 1992 nochmals 600.000 synthetische chemische Verbindungen hinzukamen. Der Gesamtbestand künstlich hergestellter Chemikalien dürfte bis heute auf mehr als 15 Millionen Substanzen angestiegen sein.

Lediglich ein Bruchteil dieser Stoffe ist bezüglich ihrer Auswirkungen auf Gesundheit und Umwelt geprüft worden. Leider sind Fachleute noch immer allzu leicht geneigt, die Gefahr, die von potenziell schädlichen Substanzen ausgeht, zu verharmlosen.

Skepsis im Umgang mit veröffentlichten Daten über die Harmlosigkeit chemischer Stoffe ist unbedingt ratsam! Auch der paradoxe Umstand, dass Quecksilber in Amalgamfüllungen weiter zugelassen ist und primär als „unschädlich“ angesehen wird, aber andererseits schon in geringsten Spuren als umweltschädlich gilt und nicht ins Grundwasser eingeleitet werden darf, zeigt die Tendenz „fauler“ Kompromisse, die Lobbyisten und Politiker zum Nachteil von Mensch und Umwelt geschlossen haben.

Ein weiterer wichtiger Aspekt, der in der öffentlichen Diskussion über die Schädlichkeit chemischer Stoffe häufig vernachlässigt wird, ist der Unterschied zwischen akuter und chronischer Vergiftung. Der Mensch ist den Giftstoffen aus der Umwelt meistens über Jahre ausgesetzt. Die tägliche Dosis erscheint Fachleuten meist nicht sonderlich gefährlich beziehungsweise berücksichtigenswert. Dass sich Giftstoffe über Jahre durchaus in relevanten Konzentrationen im Menschen ansammeln können, zeigt sich in dem makaberen Umstand, dass sich die Krematorien einer stetig steigenden Schadstoffkonzentration ausgesetzt sehen und gesetzlich gezwungen werden, mit großem Kostenaufwand immer neue Filter zur Schadstoffbindung zu installieren.

Leider besitzen Menschen für die meisten Schadstoffe keine untrügliche Sinneswahrnehmung, die sie warnen könnte, sodass sie etwa Räume mit hoher Schadstoffkonzentration verlassen oder stark kontaminierte Nahrungsmittel nicht zu sich nehmen würden. Auch kann die individuelle Schadstoffbelastung eines Menschen nicht genau erfasst und gemessen werden, da toxische Substanzen unter anderem tief in die Organ- und Fettgewebe, in das Gehirn sowie ins Knochenmark einlagert werden, wo sie mithilfe klassischer Messverfahren, auch nach Gabe von Entgiftungssubstanzen wie DMPS, Chlorella und C.G.F., nicht immer nachweisbar sind. Deshalb ist es in heutiger Zeit wichtiger denn je, die körpereigenen Stoffwechselvorgänge zur Entgiftung ständig zu unterstützen.

Angesichts zunehmender Schadstoffbelastung hat MSM sich unter Therapierenden, die sich auf Entgiftung des Organismus spezialisiert haben, als „Patentrezept“ bewährt.

MSM hat sich in kurzer Zeit einen festen Platz in den Behandlungsverfahren derjenigen Therapeutinnen und Therapeuten erobert, die sich ernsthaft und gezielt mit dem Thema „Entgiftung“ beschäftigen. Auf welche Weise es die Entgiftung des Körpers fördert, ist noch nicht genau bekannt. Schwefel ist allerdings in der Lage, Schwermetalle wie Quecksilber und Cadmium zu binden. Als sehr wahrscheinlich gilt auch, dass MSM die körpereigene Entgiftung über die Bildung der schwefelhaltigen Aminosäure Cystein unterstützt. Diese ist an der Bildung des Enzyms Glutathion beteiligt. Dies ist ein wichtiges Antioxidans in der Zelle und macht freie Radikale unschädlich. Darüber hinaus spielt Glutathion in der Leber eine bedeutende Rolle bei der Entgiftung von Schadstoffen aus der Umwelt.

Mit ihrem breiten Spektrum positiver Wirkungen kann die Substanz MSM in jedem Fall bei dem Verdacht auf chronische Toxinbelastung eingenommen werden. Sie stellt eine sinnvolle Ergänzung der Ernährung in Zeiten der Entgiftung dar.

Zur Ausscheidung von Giftstoffen über Darm und Nieren ist außerdem Wasser sehr wichtig! Bitte achten Sie auf Einhaltung einer täglichen Trinkmenge von mindestens 1,5 Litern Flüssigkeit. Ein Teil dieser Trinkmenge kann natürlich auch über Tee oder Fruchtsaft gedeckt werden. Immer wieder stelle ich fest, dass während einer Entgiftung zu wenig getrunken wird – das ist dann eine sehr häufige Ursache für Müdigkeit und Kopfschmerzen.

KAPITEL 15

MSM einnehmen – aber wie?

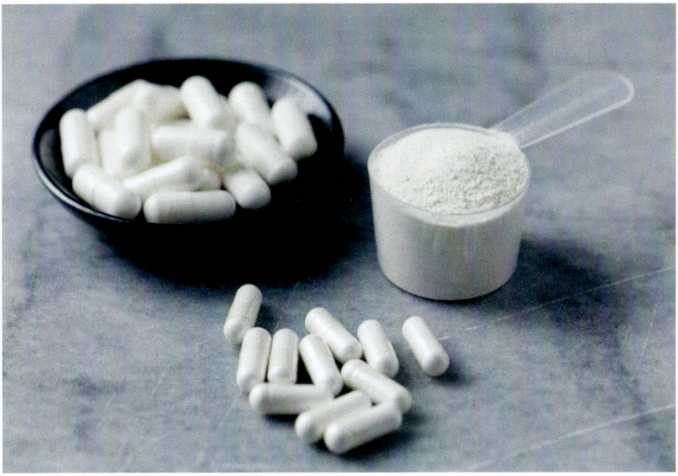

In Deutschland ist MSM zum Einnehmen in loser Form als Pulver oder in Kapseln erhältlich. Die Kapselform hat den Vorteil, dass die tägliche Dosierung exakt bestimmt werden kann. Das ist gerade am Anfang (während der Phase, in der man seine individuelle Dosis finden möchte) günstig, da man oft zu Beginn noch nicht weiß, welche Dosis notwendig und bekömmlich ist. Viele Therapeutinnen und Therapeuten sind, was die genaue Dosierung anbelangt, noch nicht erfahren und können mit allgemeinen Mengenangaben oft nicht weiterhelfen.

Ein zusätzliches Problem bei solchen allgemeinen Empfehlungen zur Dosierung von MSM ergibt sich aus der in ihrer Bedeutung für den therapeutischen Alltag oft unterschätzten biochemischen Individualität der Menschen. Trotz des gemeinsamen genetischen Ursprungs unterscheiden sich alle Menschen zum Teil erheblich in ihrer biochemischen Reaktion auf äußere Einflüsse. Das bedeutet, dass bei gleichen gesundheitlichen Störungen der eine 2 Gramm dieser Schwefelverbindung täglich benötigt, während eine andere aber 4 und mehr Gramm nehmen muss, um Linderung oder sogar Beschwerdefreiheit zu erfahren. Bitte berücksichtigen Sie diese Informationen bei der Auswahl Ihrer individuellen täglichen Dosis. Am besten befragen Sie zuvor Ihre Ärztin oder Ihren Heilpraktiker.

Empfehlungen zur Dosierung

Zur allgemeinen Förderung der Leistungsfähigkeit und zur Erhaltung der Gesundheit sind täglich 0,5 bis 2 Gramm MSM empfehlenswert. Um therapeutische Wirkungen zu erzielen, ist eine langsame Steigerung auf 3 bis 4 Gramm täglich oft ausreichend. Viele Patientinnen und Patienten benötigen schließlich 6 bis 10 Gramm täglich. Diese Menge ist ausreichend, um auch bei schweren Erkrankungen spürbare Linderung zu erfahren. Aus der Literatur geht hervor, dass täglich sogar bis zu 40 bis 60 Gramm MSM eingenommen werden. Dies geschieht allerdings unter ständiger ärztlicher Kontrolle und ist wenigen Extremfällen vorbehalten.

Generell empfehle ich, die Einstiegsdosis mit etwa 0,25 Gramm (250 mg) MSM niedrig zu halten und die

Tagesration langsam, etwa jeden zweiten oder dritten Tag, um 0,25 Gramm (250 mg) zu steigern. Die Aufteilung einer höheren Dosis auf zwei bis drei Einnahmen täglich ist günstig, da der Körper mit der Aufnahme einer einzelnen hohen Dosis überfordert sein könnte. Das führt zu unnötigem Verlust, da überschüssiges MSM mit dem Stuhl wieder ausgeschieden wird. Außerdem könnten sich bei einer Einzelgabe pro Tag leichter unangenehme Blähungen einstellen. 2 Gramm können Sie zum Beispiel auf zweimal 1 Gramm pro Tag oder viermal 0,5 Gramm verteilen.

Achten Sie darauf, die letzte Einnahme möglichst nicht auf die Zeit vor dem Schlafengehen zu legen. Im Einzelfall kann MSM Ihr Energieniveau kurzfristig anheben und das Einschlafen verzögern. Deshalb sollte die Einnahme vor 18 Uhr erfolgen. Falls Sie schließlich 4 Gramm und mehr täglich zu sich nehmen, könnten Sie die Substanz auch einfach in Pulverform teelöffelweise in Wasser, Tee oder Fruchtsaft eingerührt trinken. Der Geschmack ist je nach Konzentration mehr oder weniger bitter, weshalb viele Menschen etwa Grapefruitsaft zum Auflösen des Pulvers bevorzugen. Ein Teelöffel entspricht etwa 4 Gramm MSM-Pulver.

Die Dosierung von MSM sollte immer individuell angepasst werden. Generelle Empfehlung: Mit einer geringen Startdosis beginnen – langsam steigern – die Einnahme über den Tag verteilen!

Obwohl viele Menschen MSM problemlos auf nüchternen Magen zu sich nehmen, empfehle ich, es als echte Nahrungsergänzung zur Mahlzeit oder danach einzunehmen. Der Organismus ist in dieser Zeit besonders aufnahmebereit.

Nebenwirkungen

Grundsätzlich ist die tägliche Nahrungsergänzung mit MSM sicher und nebenwirkungsfrei! Ein Überschuss an MSM wird über Stuhl und Urin ausgeschieden.

In Ausnahmefällen werden insbesondere bei Einnahme hoher Einzeldosen (bei 4 Gramm und mehr) Irritationen des Magen-Darm-Traktes mit vermehrter Gasbildung und häufigerem Stuhlgang beobachtet. Diese Symptome sind nach Absetzen von MSM rasch verschwunden. Oftmals sind die Betroffenen erfolgreicher, wenn sie langsam bis knapp unterhalb der zuletzt nicht tolerierten Dosis gehen und die Tagesration auf mehrere Einnahmen pro Tag aufteilen.

In den sehr seltenen Fällen einer individuell zu hohen Startdosis von mehreren Gramm MSM pro Tag können leichte flüchtige Kopfschmerzen entstehen. Beginnen Sie in diesem Fall nach einer Pause mit einer deutlich niedrigeren Dosis. Theoretisch ist es möglich, dass MSM bei höheren Dosierungen mit der laborchemischen Testmethode zur Bestimmung der Leberenzyme interferiert. Dadurch könnten irrtümlich positive Leberwerte im Bluttest auffallen. Dies hat absolut nichts mit einer Belastung der Leber durch diese Substanz zu tun. Es handelt sich lediglich um die theoretische Möglichkeit einer Wechselwirkung zwischen der Bestimmungsmethode und MSM. Am besten setzen Sie die Substanz einige Tage vor einem Bluttest, bei dem auch die Leberwerte bestimmt werden sollen, ab und setzen die Einnahme nach der Blutabnahme fort.

Gelegentlich kann sich nach lokaler Anwendung von MSM-Lösungen auf der Haut eine Rötung entwickeln. Sie ist harmlos und geht nach kurzer Zeit von allein wieder zurück. Bevor Sie die Lösung anschließend erneut äußerlich auftragen, sollten Sie jedoch die MSM-Menge reduzieren. Führt auch diese Verringerung zu einer Rötung, ist zu prüfen, ob Sie nicht besser auf die äußerliche Anwendung verzichten.

Wechselwirkung mit Medikamenten

Falls Sie Medikamente zur „Blutverdünnung" (wie Marcumar, Heparin oder Aspirin einnehmen) sollten Sie vor dem Beginn einer Behandlung mit MSM ärztlichen Rat einholen. Äußert Ihr Arzt oder Ihre Ärztin keine Bedenken, so beginnen Sie mit einer kleinen täglichen Dosis von 0,125 bis 0,250 Gramm und erhöhen diese langsam unter wiederholter Kontrolle Ihrer Gerinnungswerte.

Sollten Sie den Eindruck haben, dass sich Ihre Blutungszeit verlängert, konsultieren Sie bitte einen Arzt oder eine Ärztin.

MSM-Allergie

Grundsätzlich kann jeder Mensch selbst gegen allgemein harmlose Stoffe allergische Reaktionen zeigen. Wenn Sie zu den Menschen gehören, die bereits unter Allergien leiden oder leicht empfindlich reagieren und schon bei geringen Konzentrationen Unwohlsein entwickeln, sollten Sie auch mit MSM sehr vorsichtig beginnen und zuvor unbedingt ärztliche Rat einholen.

Eine Sulfit-Allergie ist kein Grund, auf MSM zu verzichten. Es ist eine organische Schwefelverbindung und kein Sulfit! Sulfit wird als Konservierungsmittel vielen Lebensmitteln beigemengt und befindet sich auch in relativ hohen Konzentrationen im Wein.

Wie hätten Sie es gern? – MSM als Pulver, Kapseln oder Gel

MSM wird hauptsächlich als weißes kristallines und geruchloses *Pulver* in reiner Form vertrieben. Auch *Kapseln* mit diesem reinen Pulver sind erhältlich. Möglicherweise stellt Ihre Apotheke Ihnen auf Wunsch solche Kapseln her. Wenn Sie MSM zum Gurgeln benutzen oder äußerlich anwenden wollen, lösen Sie es vorher einfach in Wasser auf. Zugegebenermaßen ist die äußerliche Anwendung einer wässrigen Lösung nicht sehr komfortabel. Sie sollten deshalb in Ihrer Apotheke nach einer möglichen Zubereitung in Form von *Gel* oder Ähnlichem fragen.

In den USA ist bereits seit Jahren eine bunte Palette verschiedenster Darreichungsformen dieser Schwefelverbindung erhältlich, zum Beispiel Kosmetikartikel, Cremes gegen Sonnenbrand, Shampoos, Lotionen und Cremes, Gels, Tropfen, Tabletten, Kapseln und natürlich Pulver.

Auf Qualität achten

Reines MSM-Pulver ist, wie bereits erwähnt, geruchlos, weiß und kristallin. Meine Empfehlungen setzen voraus, dass Sie ausschließlich MSM in seiner reinsten Form zur Nahrungsergänzung wählen. Falls Sie Zweifel an der Qualität hegen, fordern Sie ein Analysezertifikat an, das höchste Reinheit bestätigt. Letztlich kann jedoch nur eine von Ihnen in Auftrag gegebene Analyse in einem renommierten Labor volle Klarheit schaffen. Die Sicherheit in Sachen Reinheit ist sehr wichtig, da Beimengungen jeglicher Art die Wirkung der Substanz negativ beeinflussen können.

Der Nachweis der Reinheit kann Sie vor unangenehmen Folgen bewahren.

Achten Sie außerdem darauf, dass das Produkt, für das Sie sich entscheiden, eine Chargennummer aufweist. Mit ihrer Hilfe kann bei Qualitätsproblemen leichter recherchiert werden, woher die Ware kommt oder auch wo sie abgepackt wurde.

KAPITEL 16

Antworten auf die häufigsten Fragen zum Thema

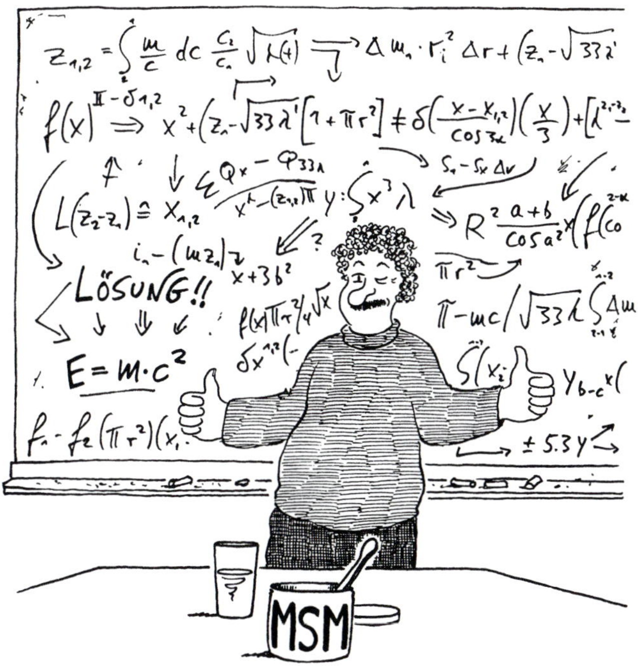

Bei mir wirkt MSM nicht. Welche Gründe könnte es dafür geben?

In der Tat erzielen nicht alle, die MSM einnehmen, die Erfolge, die sie sich erhoffen. Bevor Sie akzeptieren, dass es ohne spürbare Wirkung bleibt, sollten Sie die folgenden Hinweise prüfen, die manch enttäuschtem Anwender doch noch zu einem Erfolgserlebnis verhalfen:

MSM braucht Zeit, um seine Wirkung zu entfalten. Haben Sie Geduld; bis es auch bei Ihnen eine spürbare Wirkung zeigt, können einige Wochen vergehen.

Vielleicht haben Sie mit einer zu hohen Dosis begonnen und entwickelten Befindlichkeitsstörungen, die Sie veranlassten, mit einer zu niedrigen Dosis fortzufahren?

Vielleicht sollten Sie Ihre derzeitige Dosis weiter steigern.

Kann ich mit MSM meine Konzentrationsfähigkeit verbessern?

Zu diesem Thema liegen mir keine Untersuchungen vor. Ich habe jedoch gelesen, dass MSM in Einzelfällen eine subjektive Verbesserung der Konzentrationsfähigkeit bewirkte. In jedem einzelnen Fall käme es auf einen Versuch an.

Ich nehme regelmäßig Medikamente gegen meine Arthrose ein. Kann ich sie absetzen, wenn ich MSM einnehme?

Eventuell später, aber nicht sofort. Sobald Sie das Gefühl haben, dass MSM Ihre Beschwerden lindert, können Sie in Absprache mit Ihrem Arzt oder Ihrer Ärztin versuchen, die Dosis der Medikamente herabzusetzen beziehungsweise einzelne Medikamente ganz abzusetzen. Generell sollten Sie eine Veränderung der Medikation stets mit Ihrem Arzt oder Ihrer Ärztin vorher absprechen.

Ich habe Alterszucker und muss Medikamente nehmen; kann MSM mir helfen, davon loszukommen?

Möglicherweise ist MSM in der Lage, die Aufnahme von Zucker in die Zelle zu verbessern. Ob diese gelegentlich zu beobachtende Verbesserung des Zuckerstoffwechsels auch bei Ihnen auftritt und zudem bewirkt, dass Sie weniger Medikamente zur Behandlung benötigen, ist überaus zweifelhaft. MSM ist ein Nahrungsergänzungsmittel und kein Medikament – auch nicht bei *Diabetes mellitus.*

Mein Arzt hält nichts von MSM und meint, ich solle für so einen Humbug kein Geld ausgeben. Ich würde MSM aber gern ausprobieren und mit meinem Arzt darüber sprechen.

Leider höre ich solche Äußerungen von Kolleginnen und Kollegen nur allzu oft. Ich vermute, dass sich hinter solchen unsachlichen Äußerungen schlicht Unkenntnis verbirgt.

Nahrungsergänzungsmittel haben bei deutschen Ärztinnen und Ärzten einen schweren Stand. Entweder werden sie von den offiziellen Standesvertretungen und ärztlichen Medien nicht erwähnt oder vorschnell mit zum Teil unsachlichen Argumenten abqualifiziert. In der Tat können für Nahrungsergänzungsmittel oft nicht die geforderten großen Studien vorgelegt werden. Dies hat zumeist einen einfachen Grund: Nahrungsergänzungsmittel lassen sich nicht patentrechtlich schützen, sodass kaum eine Pharmafirma gewillt ist, Millionen in die Forschung zu stecken, ohne hinterher mit dem Schutz des Patents im Rücken garantiert ein Vielfaches dieses Betrages wieder „einspielen“ zu können.

Falls Ihre Ärztin oder Ihr Arzt die Ablehnung nicht sachlich begründen kann, bitten Sie sie doch, sich nach MSM zu erkundigen. (Dazu können sie im Internet auf die

Unterstützung allgemeiner und spezieller Suchmaschinen zurückgreifen. Wichtige Suchbegriffe wären neben „MSM" beispielsweise „Dimethylsulfon", „*polar solvents*" und „DMSO".) Eventuell ist es Ihnen möglich, Ihre Ärztin oder Ihren Arzt dabei zu unterstützen (siehe auch unter „Literatur" am Ende dieses Buches). Nehmen Sie die Verantwortung für Ihre Gesundheit selbst in die Hand. Verschaffen Sie sich Informationen. Werden Sie selbst in höchstem Maße kompetent. Suchen Sie auf Ihrem Weg fachlich und menschlich kompetente Hilfe.

Im Zusammenhang mit MSM ist oft von Mikronährstoffen die Rede. Der Begriff „Mikronährstoff" klingt irgendwie unwichtig und nach mangelnder Bedeutung. Was sind Mikronährstoffe? Wozu brauchen wir sie?

In unserer Ernährung unterscheidet man zwischen Makronährstoffen und Mikronährstoffen. Makronährstoffe sind Fett, Kohlenhydrate und Proteine. Sie stellen die Basis der Ernährung dar und dienen der Versorgung mit Bausteinen und Kalorien. Die Mikronährstoffe wie Spurenelemente, Vitamine und Mineralien sind als „Zündfunken" des Stoffwechsels ebenso unerlässlich wie eine ausreichende Versorgung mit Makronährstoffen. Erst beide Nährstoffklassen zusammen ergeben die Möglichkeit eines optimal funktionierenden Stoffwechsels. Selbst mit ausreichender Makronährstoffversorgung laufen wir Gefahr zu sterben, wenn gleichzeitig ein absoluter Mikronährstoffmangel vorliegt. In der täglichen Nahrung sind Makro- und Mikronährstoffe eng miteinander verbunden und werden in aller Regel gemeinsam aufgenommen.

MSM ist natürlicher Lieferant des Mikronährstoffs Schwefel. Während ein Zuviel oder Zuwenig an Makronährstoffen mit gesundheitlichen Nachteilen wie Unter- oder Übergewicht einhergeht, entfalten manche Mikronährstoffe bei erhöhter Zufuhr neben der Erfüllung eines definierten Grundbedarfs auch ganz eigene positive Wirkungen. MSM ist ein Beispiel dafür, denn alle seine positiven Wirkungen lassen sich nicht mit einer reinen Bedarfsdeckung erklären. In dieser Hinsicht ist es mit Vitamin C vergleichbar.

Kann MSM bei Krebs helfen?

Im Tierversuch konnte bei künstlich induzierten malignen Tumoren des Dickdarms und der Brust bei den mit MSM gefütterten Tieren eine Verzögerung der Krebsentstehung beobachtet werden. Dadurch verlängerte sich die Überlebenszeit im Vergleich zur Kontrollgruppe. Bislang existieren keine wissenschaftlichen Untersuchungen zum Thema „Krebsbehandlung mit MSM“. MSM ist kein Medikament, erst recht kein Medikament zur Krebsbehandlung. Dennoch könnten Krebserkrankte in vielfältiger Weise von dieser Substanz profitieren, etwa bei der Linderung von Schmerz und Entzündung.

Stimmt es, dass MSM meinen Säure-Basen-Haushalt normalisiert?

Zu diesem Thema liegen mir keinerlei Untersuchungen vor. Den gesamten Säure-Basen-Haushalt zu verstehen ist äußerst schwierig. Die Blutwerte zur Untersuchung des Säure-Basen-Haushalts sind mit der Ausnahme schwerer Erkrankungen sehr stabil und sagen über den pH-Wert von einzelnen Körperregionen nichts aus.

Dürfen meine Haustiere auch MSM bekommen?

DMSO und MSM werden bei Rennpferden schon seit Langem äußerlich angewendet, um Verletzungen vorzubeugen und Muskelkrämpfen und Muskelsteifheit zu behandeln. Eine tägliche Dosis von etwa 1 bis 2 Gramm MSM, dem täglichen Tierfutter beigefügt, kann zur Gesunderhaltung von Haustieren wie Hunden und Katzen beitragen.

Ich habe gehört, dass MSM meinen Cholesterinspiegel senken kann. Stimmt das?

Ergebnisse wissenschaftlicher Untersuchungen liegen mir dazu bislang nicht vor. In meiner Praxis habe ich diesbezüglich noch keinen auffälligen Trend beobachtet.

Monatelang habe ich unter Fieber und Bauchschmerzen gelitten. Jetzt wurde bei mir die Diagnose einer Divertikulitis gestellt. Ich bin sehr in Sorge – kann MSM meine Krankheit heilen?

Nein, MSM kann Ihre Krankheit nicht heilen. Die Wand Ihres Dickdarms ist an manchen Stellen ausgesackt und hat sich entzündet. Die Aussackungen, auch „Divertikel" genannt, sind nur chirurgisch entfernbar, denn von allein gehen sie nicht mehr weg. Allerdings kann MSM helfen, die Entzündungsneigung der Divertikel zu unterdrücken. Beginnen Sie mit einer niedrigen Dosis von MSM, um die seltene, aber in Ihrem Fall besonders unangenehme Nebenwirkung der Entstehung von Blähungen zu vermeiden.

Als Fazit lässt sich festhalten: MSM ist kein „Allheilmittel", sondern ein Nahrungsergänzungsmittel, das bei vielfältigen Symptomen in erstaunlichem Maße lindernd wirkt.

Literaturverzeichnis

Bücher

Christy, M. M.: MSM, Scottsdale, Arizona: Wishland Publishing, 1997.

Gerhardt, J. J.: Documentation of Joint Motion, P.O. Box 22248, Portland, Oregon 97222 USA: ISOMED, 1992.

Jacob, St. W./Lawrence, R. M./Zucker, M.: The miracle of MSM. The natural solution for pain, New York: Berkley Books, 1999.

Ley, B. M.: The forgotten nutrient MSM, Aliso Viejo, California: BL Publications, 1998.

Williams, R. J.: Biochemical Individuality – The key to understanding what shapes your health, New Canaan, Connecticut: Keats Publishing, 1998.

Williams, D. G.: DMSO – The complete Up-to-Date Guidebook. Mountain Home Publishing, Special Supplement to Alternatives, 1994.

Wissenschaftliche Artikel

Alam, S. S./Layman, D. L.: „Dimethyl sulfoxide inhibition of prostacyclin production incultured aortic endothelial cells", in: Annals of the New York Academy of Sciences. Vol. 411, 318-20, New York, 1983, S. 318–320.

De la Torre, J. C. (Hrsg.): „Biological actions and medical applications of dimethyl sulfoxide", in: Annals of the New York Academy of Sciences. Vol. 411, New York, 1983.

Demos, C. H./Beckloff, G. L., et al.: „Dimethyl sulfoxide in musculoskeletal disorders", in: Annals of the New York Academy of Sciences 141 (1), 1967, S. 517–523.

Gessler, N. N./Bezzubov, A. A./Podlepa, E. V./Bykhovskii, V. I.: „Metabolism of S-methylmethionine (vitamin U) in animals“, in: Prikl. Biokhim. Mikrobiol. 27 (3), 1991, S. 358–364.

Gorog, P./Kovacs, I. B.: „Effect of dimethyl sulfoxide (DMSO) on various experimental inflammations“, in: Current Therapeutic Research, clinical and experimental 10 (9), 1968, S. 486–492.

Grushkov, V. M./Todoriv, V. D.: „Treatment of herpes zoster with dimethyl sulfoxide“, in: Vrachebnoe delo (1), 1978, S. 116–118.

Heikkila, R. E.: „The prevention of alloxan-induced diabetes in mice by dimethyl sulfoxide“, in: European Journal of Pharmacology 44 (2), 1977, S. 191–193.

Jacob, St. W./Wood, D. C., et al.: „Therapeutic potential of dimethyl sulfoxide (DMSO) in aerospace medicine“, in: Aerospace Medicine 40 (1), 1969, S. 75–84.

Jacob, St. W./Wood, D. C.: „Dimethyl sulfoxide (DMSO)“, in: Toxicology, Pharmacology and Clinical Experience. 114 (3), 1967, S. 414–426.

Jacob, St. W.: „MSM“, in: TotalHealth Vol. 20 Nr. 1, Feb./März 1998, S.30–31.

Klandorf, H./Chirra, A. R./DeGruccio, A./Girman, D. J.: „Dimethyl sulfoxide modulation of diabetes onset in NOD mice“, in: Diabetes 38 (2), 1989, S. 194–197.

Layman, D. L./Jacob, St. W.: „The absorption, metabolism and excretion of dimethyl sulfoxide by rhesus monkeys“, in: Life sciences 37 (25), 1985, S. 2431–2437.

Layman, D. L.: „Growth inhibitory effects of dimethyl sulfoxide and dimethyl sulfone on vascular smooth muscle and endothelial cells in vitro“, in: In vitro Cell Dev. Biol. 23 (6), 1987, S. 422–428.

McCabe, D./O'Dwyer, P./Sickle-Santanello, B., et al.: „Polar solvents in the chemoprevention of dimethylbenzanthracene-induced rat mammari cancer“, in: Arch. Surg. 121 (12), 1986, S. 1455–1459.

Morton, J. I./Siegel, B. V.: „Effects of oral dimethyl sulfoxide and dimethyl sulfone on murine autoimmune lymphoproliferative Disease“, in: Proceedings of the Society for Experimental Biology and Medicine 183 (2), 1986, S. 227–230.

Murav'ev, I. V./Venikova, M. S., et al.: „Effect of dimethyl sulfoxide and gimethyl sulfone on a destructive process in the joints of mice with spontaneous arthritis“, in: Patol. Fiziol. Eksp. Ter. (2), 1991, S. 37–39.

N.N.: „Dimethyl sulfoxide (DMSO) ‚cure-all‘ of the 60's now approved as a topical treatment of horses“, in: Veterinary medicine, small animal clinican 65 (11), 1970, S. 1051–1056.

O'Dwyer, P. J./McCabe, D. P., et al.: „Use of polar solvents in chemoprevention of 1,2-dimethylhydrazine-induced colon cancer“, in: Cancer 62 (5), 1988, S. 944–948.

Richmond, V. L.: „Incorporation of methylsulfonylmethane sulfur into guinea pig serum proteins“, in: Life sciences 39 (3), 1986, S. 263–268.

Scholz, O. B.: „Schmerzmessung“, in: Basler, H.-D., et al. (Hrsg.): Psychologische Schmerztherapie, Springer-Verlag, 1993, 2. Auflage, S. 207–227.

Shaffer, Th. E., et al.: „Committee on Drugs and Committee on Sports Medicine“, in: Pediatrics 71 (1), 1983, S. 76–77.

Vuopala, U./Isomaki, H./Kaipainen, W. J.: „Dimethyl sulfoxide (DMSO) ointment in the treatment ofrheumatoid arthritis – a double blind study“, in: Acta Rheumatologica Scandinavica. 15 (2), 1969, S. 139–144.

Yamamoto, Y./Tsikas, D./Brunner, G.: „Enzimatic detoxification using lipophilic hollow-fiber membranes: III. Oxidation reactions of sulfides“, in: Artif. Organs 13 (2), 1989, S. 103–108.

Yoshimitsu, K./Koga, N., et al.: „Favorable effect of dimethyl sulfoxide on secondary amyloido in juvenile rheumatoid arthritis“, in: Pediatric Pharmacology 4 (3), 1984, S. 177–181.

Abbildungsverzeichnis

Über den Autor

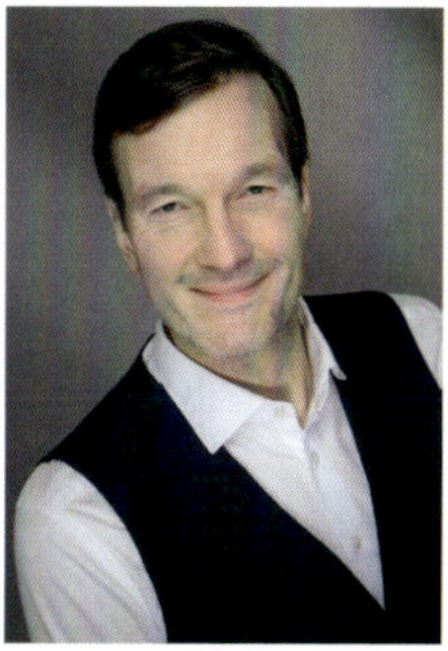

Dr. Frank Liebke (gest. 2021) war Facharzt für Allgemeinmedizin und klinischer Arzneimittelprüfer. Schwerpunkte seiner Forschung und praktischen Tätigkeit waren neben Präventiv- und Ernährungsmedizin die Behandlung chronischer Erkrankungen sowie Psychotherapie und Sportmedizin. Darüber hinaus beschäftigte er sich intensiv mit dem Einsatz von Nahrungsergänzungsmitteln in der medizinischen Praxis und galt besonders auf dem Gebiet der Mikroalgen und Fettsäuren als anerkannter Experte.

Bezugsquellen für MSM-Präparate können Sie erfragen bei:

VAK Verlags GmbH
Eschbachstraße 5
79199 Kirchzarten Deutschland
Tel. (++49) (0) 76 61 – 98 71 50
info@vakverlag.de